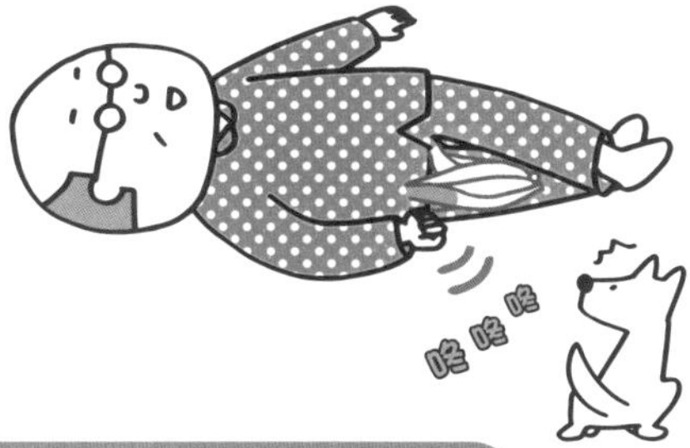

依據個人症狀！

躺著改善 椎管狹窄症

白井天道－著
西住之江整復院院長

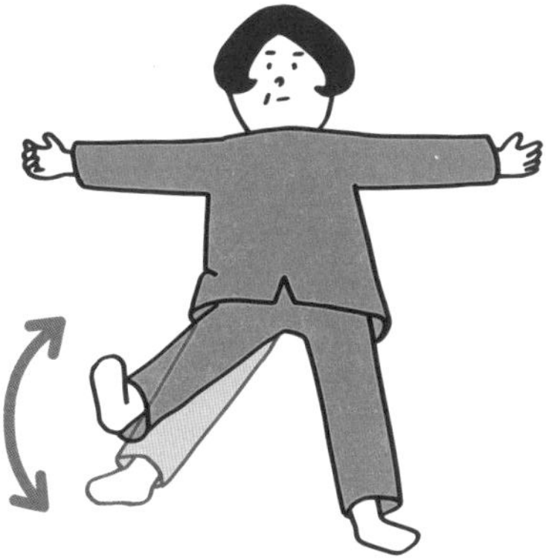

前言

其實在出版這本書時，有一件很令我擔心的事。
那就是**「說不定出書後就沒人會來我的整復院了！」**。
無論哪間公司，想必都有自己的商業機密。
本書中所公開的自我保健法，都是我擔任院長的大阪、西住之江整復院的機密治療方法。
此舉等於毫不藏私地公開了本院療效絕佳的保健方法。（我擁有一個叫做「椎管狹窄症 白井天道」的YouTube頻道，總觀看數超過六百萬次。說不定某天也會在頻道上公開這些內容）
這些自我保健其實就是每個人都會做的伸展。雖說叫伸展，但可不是一股勁地拉扯和推壓。而是如標題所說的，能「躺著操作」。是一種非常放鬆的伸展。

說到這裡，你是不是對效果感到半信半疑呢？

我可以打包票，真的有效！

而且我們還會將椎管狹窄症分門別類，再依據各個類別設計出最適合的伸展方法。看到這裡，大家應該對「依類別設計」充滿了疑問吧？

難道**椎管狹窄症還有分類別嗎？**

有的！

其實椎管狹窄症有「正牌」與「冒牌」之分。

若你聽到之後感到大吃一驚的話，請好好讀完本書，我將為你詳盡解說。

正牌、冒牌椎管狹窄症的症狀不同。必須使用各自適用的自我保健方式，才能改善症狀。

若對冒牌的椎管狹窄症使用正牌椎管狹窄症的保健方式，將無法使病情好轉。頂多在當下能稍微舒緩不適，但對病情不會帶來太大的改變。

因此希望大家在開始伸展前，先透過本書簡單的做個自我檢查，判斷是哪一種類別的椎管狹窄症。本書也會根據各類別介紹合適的自我保健方式，讓你能以躺著伸展的方式，舒緩難受的症狀。

正如標題所述，本書將為你診斷症狀的類別，讓你能躺著治好不適。

我之所以推薦躺著做的保健方式，是希望大家能無負擔地每天自我保健。在起床前、睡覺前，在被窩就能做的伸展最為合適。

為了找出比前作**更輕鬆，且效果加倍的自我保健方式**，我依據不適的類別設計了不同的伸展方式

從實際嘗試過這些自我保健方式的人身上，我得到了熱烈的回饋。

「半信半疑地嘗試之後，竟然真的舒服了不少！」

「我曾因劇烈疼痛而翻來覆去無法入睡，但試過之後竟然不痛了。」

「我左腰上的緊繃感竟然減輕了。」

這些迴響都證明了伸展對於緩和疼痛來說十分有效。若你曾嘗試過各種方法都不曾見效，甚至想放棄，希望你可以試試看我的方法。

就讓我們朝著不為症狀煩惱的舒適生活邁進吧！

登場人物介紹

白井天道（天道醫師）

西住之江整復院院長，患者都稱他為天道醫師。擁有訂閱數超過兩萬人的YouTube頻道「椎管狹窄症白井天道」。天道醫師將與患有椎管狹窄症的伊丹先生與腰野太太，一同傳授效果超群的自我保健方式。

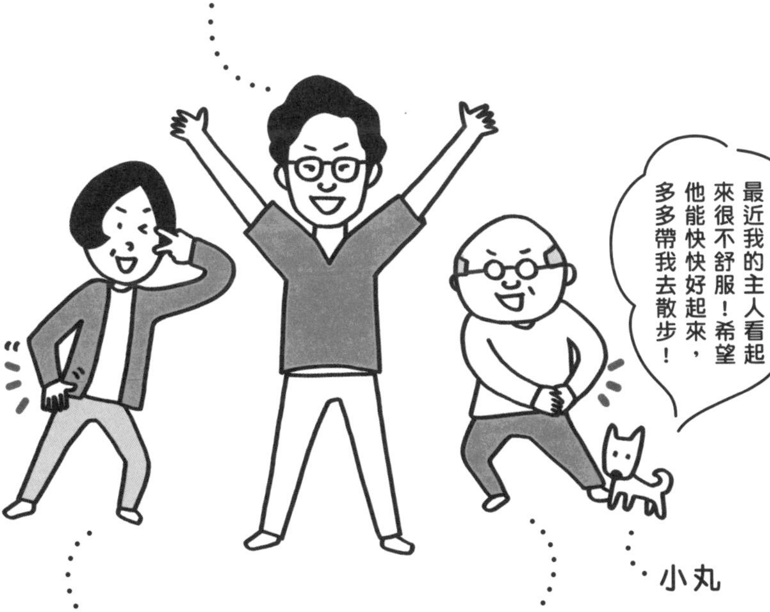
最近我的主人看起來很不舒服！希望他能快快好起來，多多帶我去散步！
小丸

腰野太太

五十多歲的腰野太太有一個在工作的女兒，以及在讀大學的兒子。因為擔任公司的會計，長時間久坐辦公桌前用電腦，有腰痛的困擾。腰痛日漸嚴重，看診後診斷出患有椎管狹窄症。

伊丹先生

七十幾歲的伊丹先生與太太住在一起。在六十多歲時便被診斷出患有椎管狹窄症。過去通常只要休息一下，就能繼續走路。但最近症狀嚴重，甚至沒辦法帶小丸散步，以及擔任小學的導護爺爺。因此非常希望能治好腰痛及腳麻的症狀。

目錄

第1章

第2章

找出你是屬於哪一類！躺著就能治療的伸展方式

第3章

這種時候該怎麼辦？ 患者的煩惱Q&A……119

第1章

椎管狹窄症竟然有真假之分！

椎管狹窄症有真假之分是什麼意思？

椎管狹窄症是一種因椎管變狹窄，而壓迫到椎管中的神經，進而引起腳痛、腰痛及麻痺的疾病。患者以六、七十歲為大宗。據說**全日本大約有580萬名患者，儼然成為一種新的國民病。**

正在讀著這本書的你，說不定也曾因為腳麻或是腰痛而到醫院求診，並且被診斷為椎管狹窄症。

如果我說，你們感到疼痛的原因，其實並非出自於椎管狹窄症，你們會有什麼想法呢？

「醫院都說是椎管狹窄症了，應該不可能吧？」但真的有可能！其實椎管狹窄症的症狀有分真假！

說不定你的症狀就是來自於冒牌椎管狹窄症。

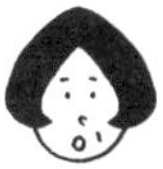

腰野「咦！冒牌？怎麼可能！」

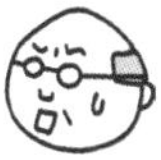

伊丹「也就是說醫師誤診囉？」

會有這種想法很正常。畢竟過去一直認為自己的不適是來自於椎管狹窄症，現在卻被告知得到的是冒牌的椎管狹窄症。（這並非誤診，我將在後面的章節詳細解說）正牌、冒牌椎管狹窄症的疼痛及麻痺症狀，需要以不同的療程來改善。若你的症狀明明是來自冒牌椎管狹窄症，但卻用著治療正牌椎管狹窄症的方式，那當然無法獲得改善。

因此，本章節將談談正牌、冒牌椎管狹窄症的判斷法，並告訴你造成冒牌椎管狹窄症症狀的原因。一開始，就讓我們聊聊椎管狹窄症到底是個怎樣的疾病，以及它的典型症狀吧！

當應該像隧道般的椎管變窄了，就是狹窄症

脊椎可說是支撐整個人體的骨頭。

但脊椎並非一條骨頭直通到底，而是由許多塊骨頭像積木般拼湊而成的。其中一節一節的骨頭稱為椎骨。人的脊椎由脖子的7節頸椎、胸部的12節胸椎，與腰部的5節腰椎，總共24節的椎骨組合而成。

椎骨由椎體、棘突與椎孔組成，椎骨與椎骨之間則有椎間盤。椎間盤是一種富有彈性的軟骨組織，扮演吸收衝擊的緩衝角色。而「椎間盤突出」則是椎間盤異常所引起的疾病。

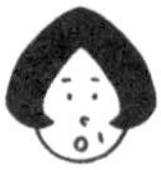

腰野「咦？那椎管在哪裡呢？」

你是不是也有同樣的疑問呢？

椎管是由椎孔堆疊、相連而成，如隧道般的空洞。椎孔則是椎骨上的洞，脊椎是由椎骨堆疊而成，因此，椎孔也會層層堆疊，形成如隧道般的空間。

在這個隧道中，有幫忙腦部傳遞指令給手腳的運動神經，也有負責將疼痛、冷熱等資訊傳遞給大腦的感覺神經。**當隧道變得狹窄時，隧道中的神經便會受到壓迫，無法順利傳遞命令與訊息，還會發生步行困難及疼痛、麻痺的狀況。**

椎管在哪裡？

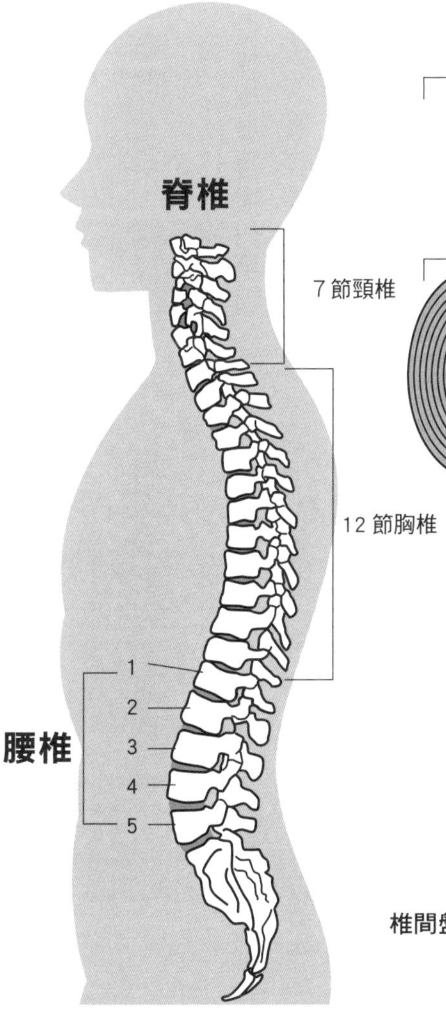
脊椎
7 節頸椎
12 節胸椎
腰椎
1
2
3
4
5

腰椎剖面圖

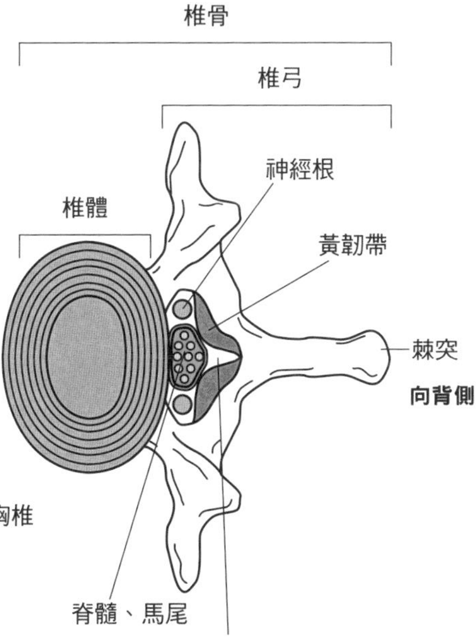
椎骨
椎弓
神經根
椎體
黃韌帶
棘突
向背側
脊髓、馬尾
椎管
（椎孔：組成椎管的洞）

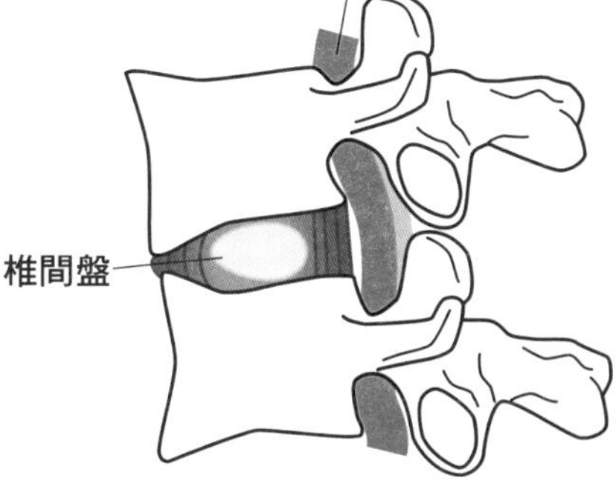
椎間盤

那麼，為什麼椎管會變窄呢？

因為年齡的增長、椎間盤退化、黃韌帶肥厚等原因

最可能造成椎管變窄的原因，就是**年齡增長**。大多數人在年齡增長後，脊椎會漸漸變形，導致椎管跟著變窄，這也可說是一種老化現象。但讓老化的椎管變得更加狹窄，進而壓迫到神經的原因則有**椎間盤退化、黃韌帶肥厚、腰椎滑脫**等等。

先向大家說明一下「椎間盤退化」吧。椎間盤是種充滿水份且富有彈性的組織。但隨著年齡的增長，椎間盤的水分會漸漸變少，逐漸變得僵硬，以致於難以吸收衝擊。

此時若是提重物、過度勞動，對腰部造成過大的負擔的話，將會使椎間盤往後突出，壓迫到椎管中的神經，並引發疼痛、麻痺的症狀。這就是所謂的**椎間盤突出**。

椎管狹窄的原因

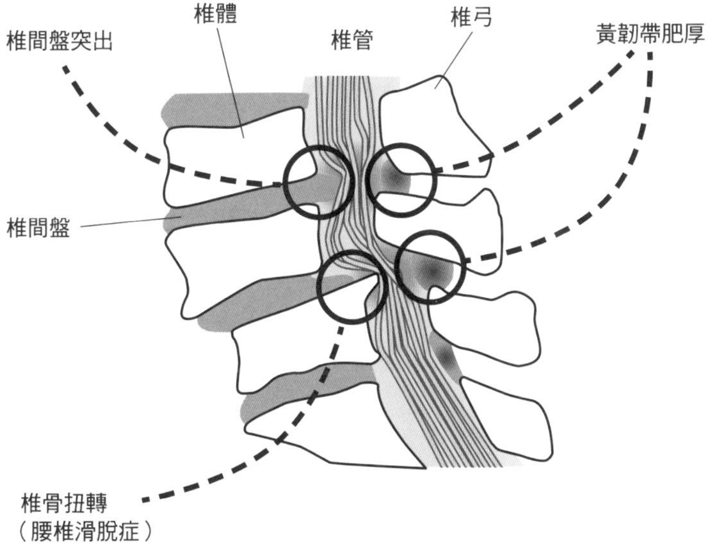
椎體
椎弓
椎間盤突出
椎管
黃韌帶肥厚
椎間盤
椎骨扭轉
（腰椎滑脫症）

當椎管變狹窄後…

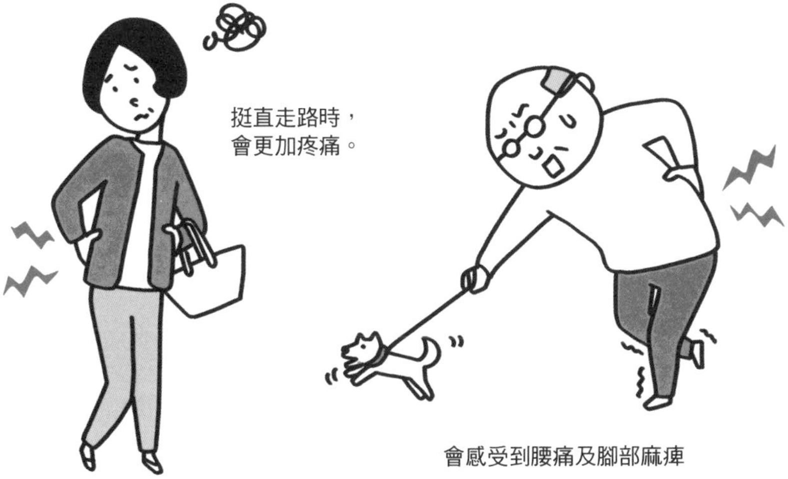
挺直走路時，
會更加疼痛。
會感受到腰痛及腳部麻痺

至於**「黃韌帶肥厚」問題**，黃韌帶是一種連接椎弓與椎弓之間的纖維組織；當黃韌帶變厚後，就會從後側壓迫椎管。當椎間盤的水份減少後，腰椎會變得不穩定；為了輔助腰椎，黃韌帶才會變厚。

而**腰椎滑脫症**則是一種椎骨與椎骨前後錯位的疾病，患者以中高年的女性為大宗。

雖然造成脊椎滑脫症的原因尚未確定，但我個人認為是因為髂腰肌僵硬導致腰椎前凸，進而造成骨頭滑脫。脊椎滑脫症會造成椎骨錯位，使椎管變窄。

其中又屬**腰椎椎管最容易變窄，因此一般說到椎管狹窄症時，指的大都是腰椎管狹窄症。**本書中所說的椎管狹窄症也是指腰部的椎管狹窄症。

以上，就是為你說明的椎管狹窄症發生原因。

典型症狀是不休息就無法繼續行走的「間歇性跛行」

接下來就談談椎管狹窄症所引發的症狀吧。

椎管狹窄症的代表症狀為——**間歇性跛行**。

這個症狀聽起來也許有點艱深，其實間歇性跛行是一種走沒幾步，就會因為腳痛、腳麻而無法繼續行走，但稍微坐一下、彎一下腰，就能繼續行走的症狀。

能行走的距離依椎管的狹窄程度而有所不同。有人能走數百公尺，也有人最多只能走一百公尺就無法再繼續行走了。

彎腰、駝背休息後，症狀就會減輕

椎管狹窄症的症狀是走一陣子後會開始感到疼痛，但只要稍微休息一下就能繼續行走。

這是因為只要腰部向後伸展就會使椎管變窄、壓迫到神經，進而感到不適。**當屈身時，椎管就能獲得舒展，神經也就不再受到壓迫，疼痛也跟著減緩了。**由於血液循環變好了，麻痺狀況獲得改善，身體也舒服許多了。所以就算走路後症狀發作，只要弓起背稍作休息，就能獲得紓緩，且還能繼續行走。因此，有些患者雖然在挺直腰桿行走時很不舒服，但騎腳踏車、彎腰推車時就沒事。

而這種症狀對於我接下來要告訴各位的事，具有相當重要的意義。就讓我來告訴大家這個令人感到衝擊的事實吧！

其實椎管狹窄症有分真假！

很令人震驚對吧？

你說你聽說過這件事？那是因為這個章節的標題就寫了「真假」兩個字⋯

話是如此沒錯，但接下來我要告訴你的事包準讓你跌破眼鏡，請準備好了。

間接性跛行是什麼？

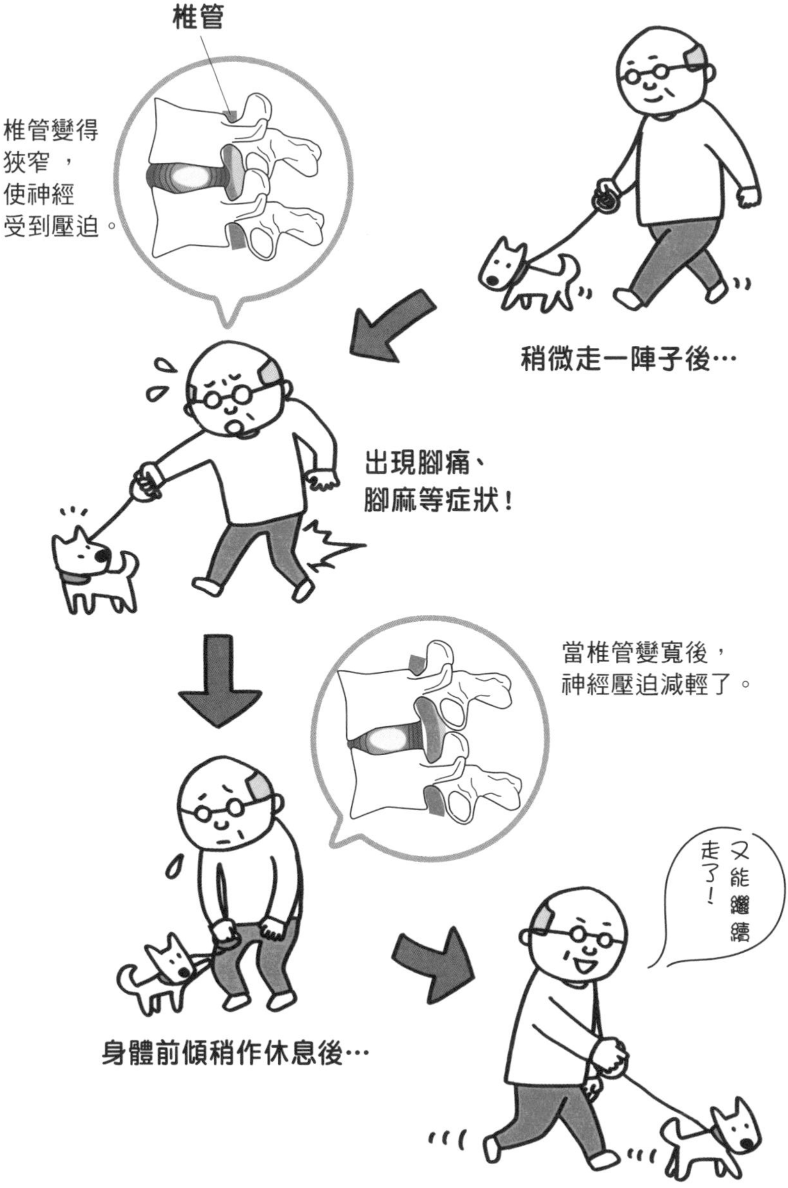
椎管
椎管變得狹窄，使神經受到壓迫。
稍微走一陣子後…
出現腳痛、腳麻等症狀！
當椎管變寬後，神經壓迫減輕了。
身體前傾稍作休息後…
又能繼續走了！

冒牌椎管狹窄症的疼痛原因並非出自椎管狹窄

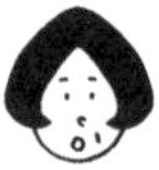

腰野「你說有冒牌椎管狹窄症，但X光片中的椎管看起來確實很狹窄。所以你的意思是椎管其實沒有變窄，是醫師判斷錯誤嗎？這算是誤診嗎？」

不是的。

在醫院，必須使用X光、MRI從畫面審慎診斷是否患有椎管狹窄症。既然畫面上確實看出椎管有變窄的狀況，那就是正牌的椎管狹窄症沒錯，應該不是看錯。

但要說疼痛和麻痺的原因是否是來自椎管狹窄症，那倒未必。即便從X光畫面看到椎管變窄了，也不代表椎管變窄是造成疼痛和麻痺的原因。

因為椎管變窄壓迫到神經導致步行困難、發生疼痛及麻痺症狀的，是正牌的椎管狹窄症。

當疼痛和麻痺的原因是出自於椎管狹窄時，才算是正牌的椎管狹窄症；當原因並非出自於椎管狹窄時，就是冒牌的椎管狹窄症。

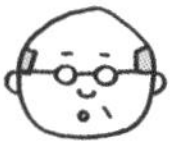

伊丹「請問疼痛的原因出自於正牌椎管狹窄症還是冒牌椎管狹窄症，真的有那麼重要嗎？」

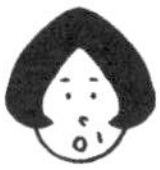

腰野「無論是真是假，不都一樣難受嗎？」

不！判斷真假對於舒緩症狀來說，可說是至關重要的。

對於正牌和冒牌椎管狹窄症所引發的疼痛及麻痺，有各自的舒緩方式。

就算對冒牌椎管狹窄症使用治療正牌椎管狹窄症的方法，也無法減輕症狀。

你們是否長年接受復健，但疼痛和麻痺感卻一點也沒改善呢？若是如此，很可能是因為對冒牌椎管狹窄症使用了正牌椎管狹窄症的治療方法。

若不了解造成冒牌椎管狹窄症的原因，不對症下藥，那麼症狀就無法獲得改善。那麼冒牌椎管狹窄症的疼痛原因到底是源自什麼呢？

冒牌椎管狹窄症的疼痛來自於腰椎扭轉

冒牌椎管狹窄症導致腰痛與麻痺的原因就在於——腰椎扭轉！

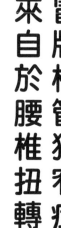

腰野「所謂的扭轉指的是腰椎像被擰的抹布一樣嗎？」

怎麼可能！

所謂的扭轉是指**椎骨（椎骨後方的棘突）向左右任一側，有未滿10度的傾斜。**即便用X光，也照不出這種症狀。雖然從X光可以看出椎骨與椎骨之間有空隙與前後錯位的狀況，但卻無法判斷是否有扭轉。

但當我用兩手的中指沿著脊椎上下觸診時，便能發現脊椎在腰椎附近有左右扭轉的情形。

腰椎扭轉是什麼？

向左扭轉

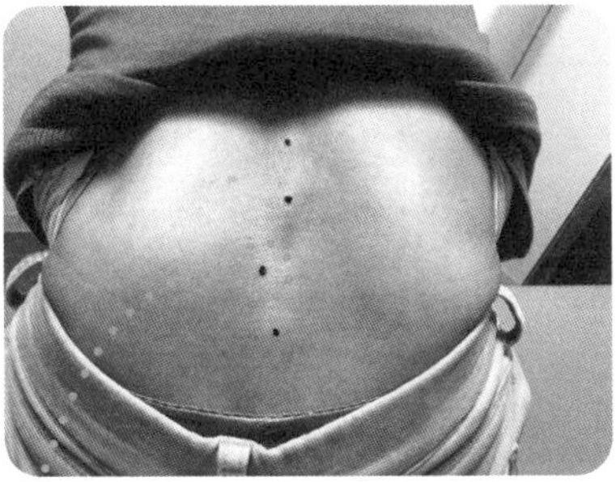

腰椎的棘突稍微向**左**扭轉

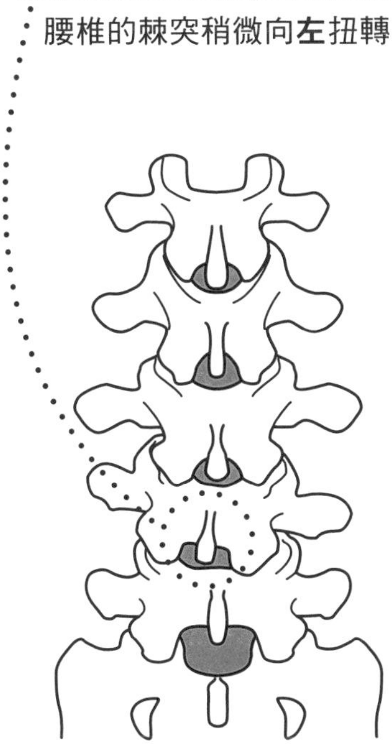

向右扭轉

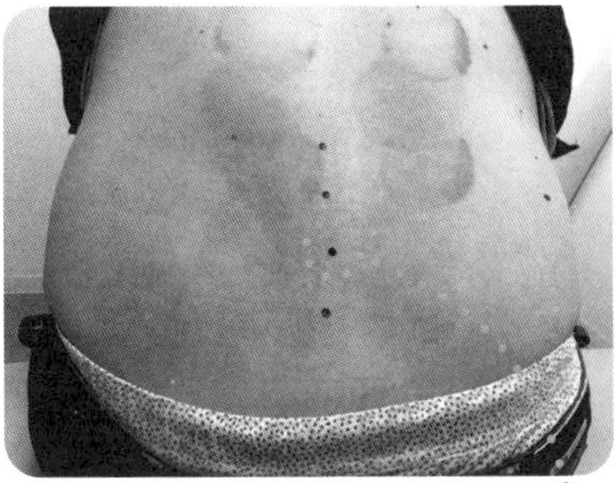

腰椎的棘突稍微向**右**扭轉

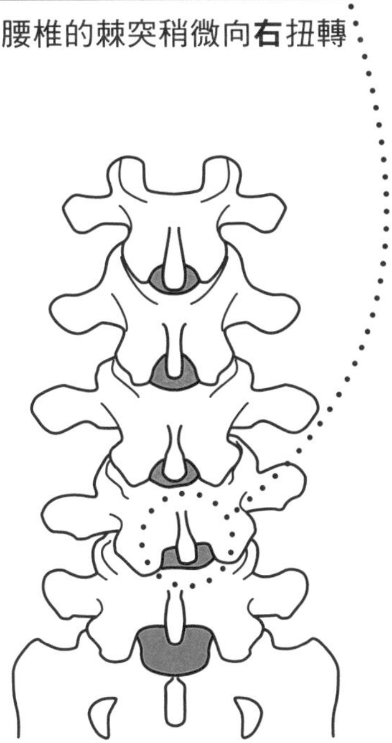

前頁便是腰椎向右、向左扭轉症狀的照片。

當疼痛或麻痹感的起因是來自腰椎扭轉時，就算使用消炎止痛貼布、服藥、打針或是進行復健（即使能暫時減輕症狀），仍會再次感到疼痛及麻痺感。

那到底該怎麼做才能減輕症狀呢？

答案很簡單。

只要讓扭轉的部位「復位」就好了。

事實上，有腰椎扭轉的患者在接受矯正後脊椎會慢慢變直，症狀也會開始減輕。有些人甚至能在當下便感覺到疼痛、麻痺症狀獲得改善。

由症狀判斷真假，無論正牌還是冒牌都能靠自我保健來改善！

在前文中，我向大家介紹了椎管狹窄症的疼痛與麻痺症狀有真假之分，緩解症狀的方式也各不相同。

假設有一個人每當翻身時，就會感受到疼痛甚至痛到難以入睡，進而被診斷為椎管狹窄症。

那麼這位患者想必會認為疼痛的原因是出自於椎管狹窄症吧。若連行走時都感覺疼痛，說不定還會認為——難道要一直痛下去嗎？是不是除了手術外已經別無它法了呢？。

但若疼痛是出自於腰椎扭轉的話，則只要把扭轉的部位復位便能減輕症狀，不需要動手術。我的整復院中有許多高齡患者在接受扭轉歸位治療後，疼痛就紛紛消失了。

看到這裡，你們是否也很好奇自己的症狀是正牌的椎管狹窄症，還是冒牌的椎管狹窄症，也就是腰椎扭轉呢？

「我吃了好幾年的藥卻幾乎沒有改善，該不會我得到的不是正牌椎管狹窄症吧？」

若你有這種想法，我想你得到的也許就是冒牌的椎管狹窄症。

用症狀判斷真假椎管狹窄症

改善症狀的第一步就是——判斷真假。

到底該如何判斷呢？我將在第二章中詳細解說確認的重點，因此在此僅做簡單的說明。

判斷的依據就在於「症狀」。

要區別正牌與冒牌最好的辨識關鍵就在於剛才提過的**間歇性跛行**。

正牌椎管狹窄症是椎管神經遭到壓迫，導致通往腳部的血液及神經受到阻礙，進而出現疼痛、麻痺的神經相關症狀。雖然走一陣子就會出現疼痛，但休息一下後又能繼續行走，對生活不至於造成太大的影響。

在我的整復院的個案中，**冒牌椎管狹窄症的患者占絕大多數。**

這是因為冒牌椎管狹窄症的疼痛程度反而更加強烈，更多人為此所苦。由於患有正牌椎管狹窄症的患者還能正常生活，因此大多數的人並不會為此而跑來整復院。

反觀腰椎扭轉患者：只要走路就會感受到尖銳的痛感，每當站立、起身也會感受到疼痛不已；但當動作持續一陣子之後，疼痛就會漸漸消失。

腰椎扭轉嚴重的患者只要稍微動作就會感到劇烈的疼痛，因此無法順利行走，對生活造成很大的困擾。

也可以說，如果疼痛、麻痺的原因是出自於腰椎扭轉，那麼只要扭轉沒有歸位，疼痛就無法根治。

平時累積的小動作都可能導致扭轉

若在走路、站立、翻身等**動作出現時就開始感到疼痛，基本上原因就不是出自椎管狹窄。**（雖然也有人屬於真假混合型，但這部分將在第二章詳細解釋）

說不定許多被診斷為椎管狹窄症的人，其實真正的原因都是來自腰椎扭轉。聽到這裡，你的心中也許會浮現這個疑問：

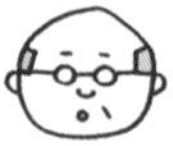

伊丹「**脊椎扭轉的原因到底是什麼呢？**」

椎管狹窄症的原因有許多種，例如：年齡增長、黃韌帶肥厚、骨頭變形等；但有關於腰椎扭轉的書卻非常稀少。

真正將問題聚焦於腰椎扭轉，並深究、施術甚至還得到顯著成效的整復院更是少之又少。（抱歉，讓我打個廣告）

容易使腰椎扭轉的生活習慣

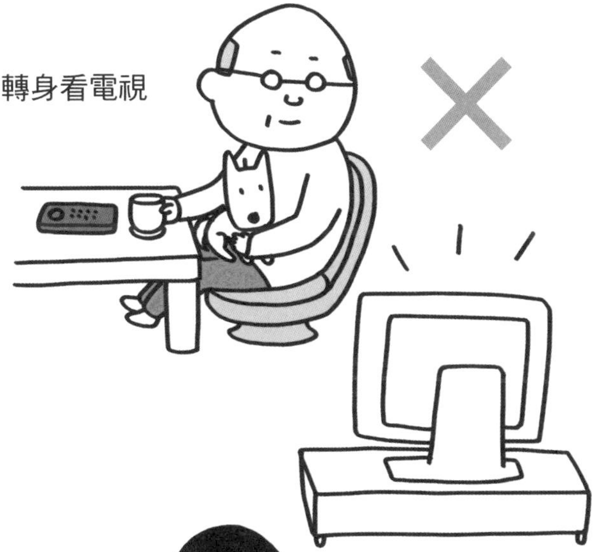

轉身看電視

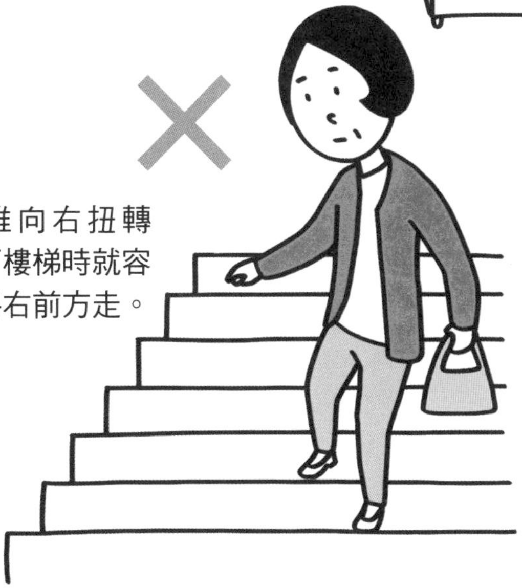

當腰椎向右扭轉時，下樓梯時就容易往斜右前方走。

其實腰椎扭轉的原因與生活習慣息息相關。

腰椎扭轉的狀況常出現在第四、五節腰椎上。第四、五節腰椎位於腰椎的下半部，除了必須支撐體重外，每當身體彎曲、扭轉時都必須承受壓力。在側身坐、轉身看電視、吃飯、辦公等生活中稍微扭轉身體的動作累積下，都會使腰椎漸漸扭轉。

腰椎向右扭轉的案例

雖然解釋起來有點複雜，但就讓我舉一個腰椎向右扭轉的例子吧。

當我們面朝前方，上半身向左轉時，胸椎的後側將向右方扭轉；此時，下半身為了取得平衡也會向右轉，腰椎後方則會向左扭轉。

向右扭轉的胸椎與向左扭轉的腰椎之間的交叉點，就位於第十一、十二胸椎處。此時，由於胸椎的迴轉幅度大於腰椎，因此向右扭轉的力量會更大，也更容易施加於第四、五節腰椎上，最終造成部分腰椎向右扭轉。

腰椎向右扭轉的機制

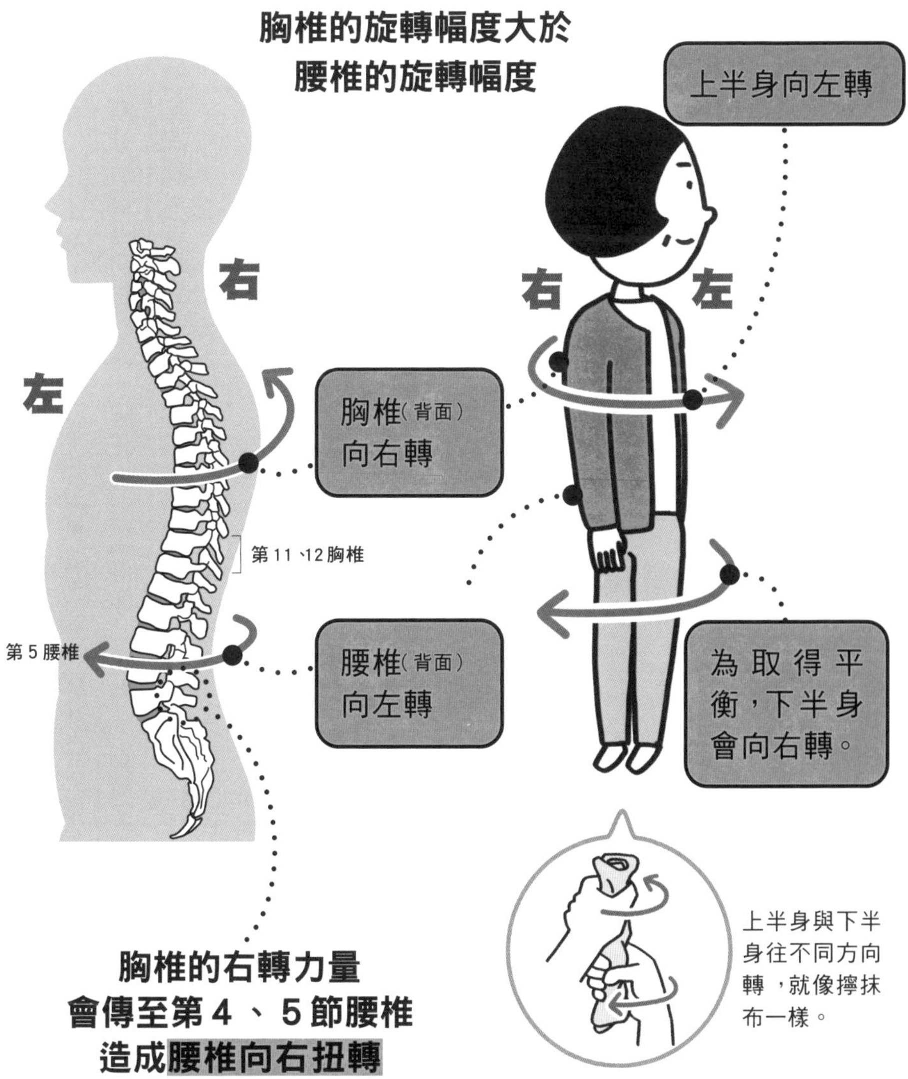
胸椎的旋轉幅度大於
腰椎的旋轉幅度
右
左
胸椎(背面)
向右轉
第 11、12 胸椎
第 5 腰椎
腰椎(背面)
向左轉
上半身向左轉
右
左
為取得平衡，下半身會向右轉。
上半身與下半身往不同方向轉，就像擰抹布一樣。

胸椎的右轉力量
會傳至第 4 、 5 節腰椎
造成腰椎向右扭轉

當上半身向左轉，下半身為了取得平衡則會向右方轉。腰椎後方雖然會向左方扭轉，但由於只有部分的腰椎向右扭轉，因此會造成疼痛。還有，**右撇子的人在使用右手時，上半身會向左偏，因此容易發生向右扭轉的狀況。**

雖然並未感到腰痛，但其實已經有腰椎扭轉的問題了

不知道大家是否清楚胸椎、腰椎與扭轉之間的關係了？簡單來說就是**腰椎必須承受胸椎向右扭轉的力量，進而導致疼痛。**

大家想必是因為疼痛才會閱讀本書的，所以應該多少都有一點腰椎扭轉的問題。但就算沒有腰痛的症狀，很可能也有腰椎扭轉問題。接下來我將在第二章中解說如何確認是否有腰椎扭轉的問題，請和家人一起確認看看吧。

若發現有腰椎扭轉問題時，請務必要讓腰椎復位。**解決扭轉問題，讓脊椎恢復筆直，找回身體的平衡**將有助於預防腰痛。另外，像是五十肩、膝蓋痛、肩頸僵硬、關節痛等也常常來是源自於腰椎扭轉，因此，矯正腰椎扭轉也可以幫助改善以上的問題。

腰椎扭轉可能引發下肢的「轉移痛」

正牌、冒牌椎管狹窄症之間最大的差異就在於是否有「間歇性跛行」。簡單來說，有間歇性跛行問題，也就是**走一陣子後才會感到疼痛的人是「正牌」，一開始走就感到疼痛的則是「冒牌」椎管狹窄症**。

但腰痛、腳痛及麻痺則是正牌、冒牌椎管狹窄症都有的共同症狀。

腰野 「冒牌椎管狹窄症患者感到疼痛的原因在於腰椎扭轉，所以病灶應該是在腰。為什麼連腳也會出現疼痛、麻痺的症狀呢？」

原因就在於**轉移痛**。轉移痛就是不只患部會感受到疼痛，連周邊也會感受到痛感。就算疼痛的原因是來自於腰椎，但因為轉移痛的緣故，從腰部到下肢都感到疼痛與麻痺感。

接下來，就讓我向你說明腰椎扭轉引起轉移痛的機制吧。

轉移痛來自大腦的「誤認」

腰椎的後方左右兩側，有著稱為**小面關節**的小關節。

腰椎扭轉勢必會造成小面關節的負擔。這也是一開始動作就出現疼痛及麻痺感的原因，這種症狀稱為「小面關節炎」。每當做出翻身、起身、走路的動作時，在身體向後仰的瞬間就會開始疼痛。

關節上還有一層包覆、保護關節的膜叫做**關節囊**。膜的內側會分泌滑液使關節的動作更加順暢。當關節的動作變得不順暢時，關節囊就會察覺到異常並向大腦傳遞異常訊號。

大腦會將關節囊所傳遞的異常訊號解讀為疼痛。此時除了腰痛外，大腦還會認為腳有疼痛及麻痺狀況。（**轉移痛是出自於大腦的誤認**）

因此當腰椎扭轉，除了腰之外下肢也會感受到疼痛及麻痺感。第二章還會繼續介紹關節囊，請先記住這些觀念。罹患椎管狹窄症的一大主因是源自於**髂腰肌僵硬**。

腰椎扭轉以至於產生轉移痛的機制

1 腰椎扭轉

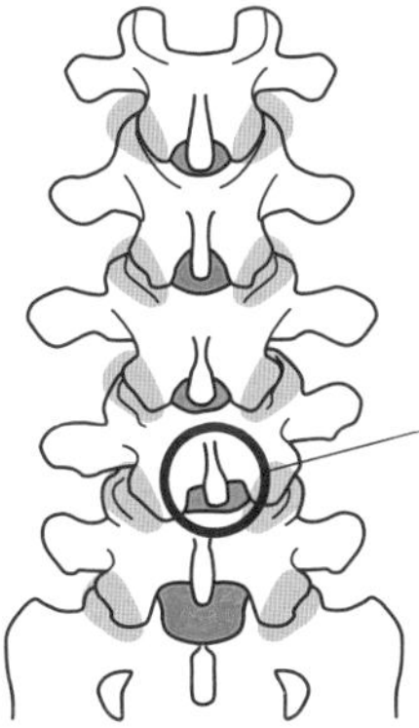
腰椎向右扭轉

2 當腰椎上的小面關節動作不順時，關節囊就會將異常訊號傳至大腦。

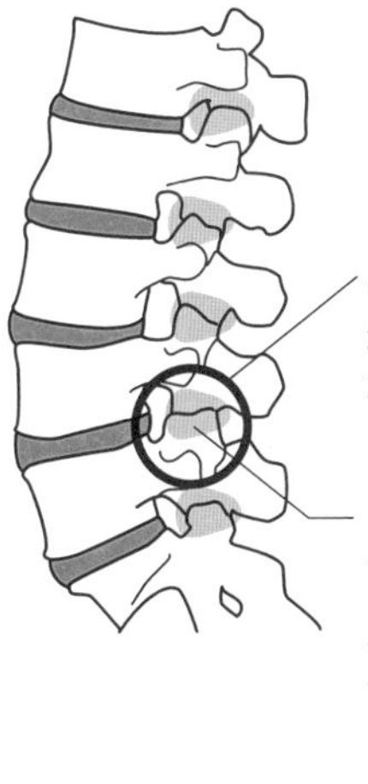
小面關節
連接上下脊椎（腰椎）
關節囊
包覆關節的膜，布滿了傳遞疼痛訊息的神經

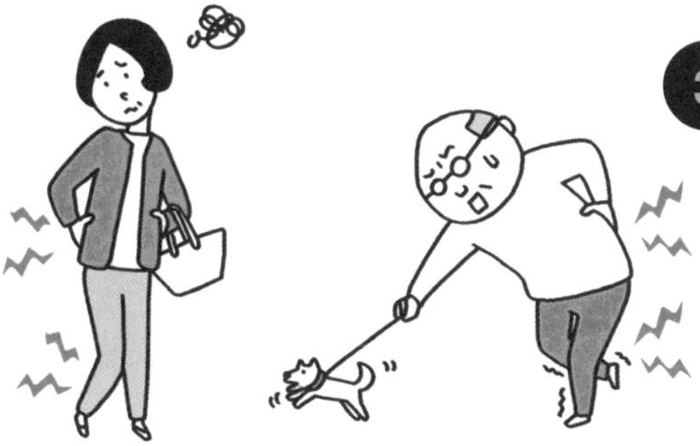

3 大腦除了感受到腰部的疼痛外，也會產生轉移痛，使下肢感到疼痛與麻痺。

正牌椎管狹窄症的疼痛是出自於髂腰肌僵硬

髂腰肌是由連結腰椎與大腿骨的腰大肌，與連接骨盆內部與大腿骨的髂肌組成，**所以稱為髂腰肌。**

這是一塊無法從身體表面碰觸到的肌肉，也就是所謂的深層肌。髂腰肌能幫助維持姿勢，對走路時腳向前跨步、髖關節向前彎、膝蓋向上抬等動作來說是不可或缺的。

當長時間久坐在辦公桌前，或是運動不足時，髂腰肌就會變得僵硬，且處於緊繃狀態。如此一來，抬腳的力量就會變弱。若你習慣走路時拖著腿，或是懶得爬樓梯時，要小心髂腰肌的肌力已經衰退了。

髂肌＋腰大肌＝髂腰肌的運作

腰大肌
連結腰椎、大腿骨內側的突起

＋

髂肌
連結骨盆內側、大腿骨內側突起

＝

髂肌與腰大肌組成
髂腰肌

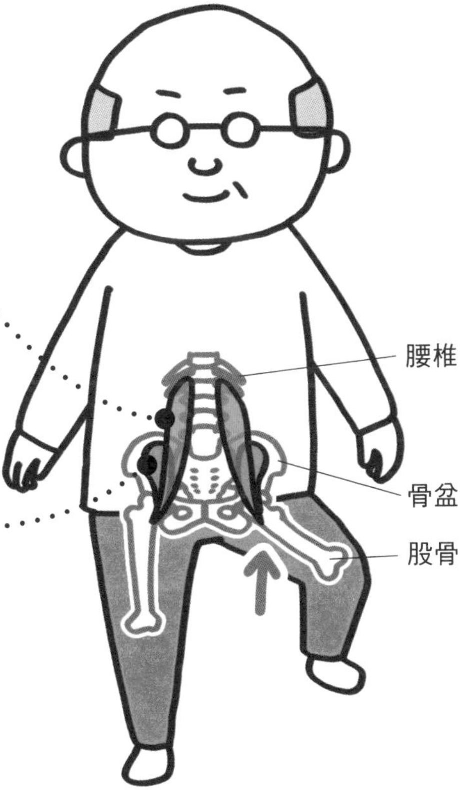

小重點！

髂腰肌是抬腿時會使用到的肌肉，也是用來活動髖關節的肌肉。

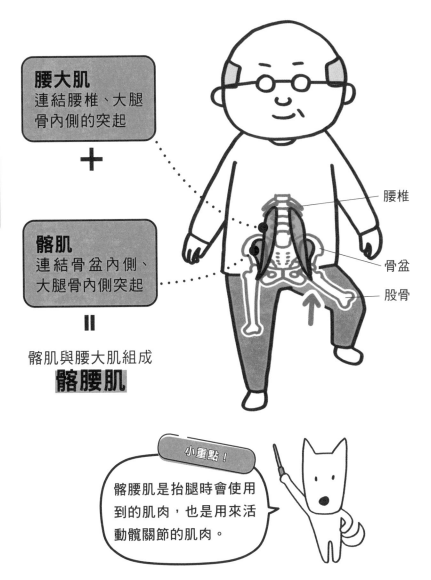

髂腰肌的肌力衰退將導致拖腿走路、腰椎前凸

當髂腰肌緊繃且僵硬時，會使腰部慣性地向前拱。因此當起立、走路時，上半身會自然地向上挺直，導致**腰椎前凸**。（將在112頁詳細解說）

腰椎前凸的姿勢會對腰椎造成很大的負擔。當負擔變重後，將使骨頭變形、韌帶肥厚，這也是造成滑脫症的原因。

就算接受了手術，只要髂腰肌持續緊繃，將無法改善腰椎前凸的情形，進而導致椎管狹窄症的復發。

因此，**放鬆髂腰肌才是根本的解決之道**。

在第二章，我將向大家介紹該如何躺著放鬆髂腰肌。

椎管狹窄症 不一定需要動手術

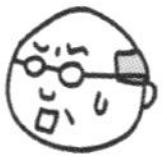

伊丹「被診斷為椎管狹窄症就必須動手術嗎？」

整復院的患者曾這麼問過我。

並非所有的椎管狹窄症患者都必須接受手術，特別是冒牌的椎管狹窄症患者。就算不動手術，只要矯正扭轉狀況症狀通常都能改善。

大多數的患者應該都希望能在不動手術的情況下治好椎管狹窄症。（即便是正牌椎管狹窄症的患者）

事實上許多患者在動了手術之後，雖然走路時變得輕鬆許多，卻仍有下肢麻痺的症狀。

需要接受手術的都是重症患者，脊髓與神經根多半已經受到長期的壓迫。只能透過手術來解除對神經的壓迫。

但是**手術無法使神經恢復到受壓迫前的狀態。**受到長時間的壓迫後，有些神經會出現變化；即便解除壓迫，仍會留下部分的損傷。因此才會持續有麻痺症狀。

有些人可能會認為接受手術後，疼痛和麻痺的症狀都會獲得改善，輕鬆許多，但也有人並未獲得大幅的改善。

對高齡患者而言還必須承受不小的風險。

因此，關於是否需要動手術應該要和主治醫師好好商量，甚至取得第二意見再慎重地做出決定。

必須立刻動手術的狀況，及不需要急於動手術的狀況

即使如此，有些椎管狹窄症仍必須立即接受手術。

那就是出現**排尿問題**（漏尿及排尿困難）、**排便困難、肌力持續衰退的狀況時。**若出現上述症狀，時間一長很可能會使神經過度受損，導致連動手術都難以恢復；即便手術成功仍有留下後遺症的疑慮。醫師應該也會如此告知。

當症狀嚴重至此時，勢必要接受手術。

但若症狀並非如此嚴重，真的需要急於動手術嗎？

假設因椎管狹窄症而引發間歇性跛行，只能走5分鐘的路；但做完自我保健後便能進步到10分鐘、15分鐘。**只要能行走的時間與距離慢慢拉長，生活就會出現很大的變化。**

平時活動多半侷限在家中的患者，不如把活動範圍拓展到室外，更有益於身心靈的健康。

若病情並非如此嚴重，可以斟酌自己的年齡與手術風險，以及病情對日常生活的影響，再決定是否接受手術。

透過伸展鬆開肌肉改善症狀

前面介紹了椎管狹窄症的成因，正、冒牌椎管狹窄症的症狀，以及手術的必要性。

在第二章，將為你檢視腰椎的扭轉狀況，以及介紹能將扭轉復位的髂腰肌伸展方式。

在開始之前，我想先談談伸展的風險。

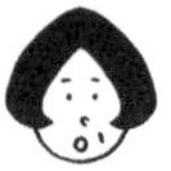

腰野 **「咦？明明有風險，卻還要靠伸展來治療扭轉，這樣不會自相矛盾嗎？」**

請先別著急。第二章所要介紹的伸展並不是各位印象中會用力拉扯身體、把身體凹到極限、雖然疼痛但卻很舒爽的那種伸展。

而是輕鬆到讓你懷疑是否真的有效的伸展。

其實各位想像中的那種雖然疼痛但仍必須忍耐的「有感」伸展，潛藏著非常大的風險。

當年紀漸長、肌肉漸漸失去柔軟度時，除非是運動員，若仍然做著像20～30歲的人會做的那種伸展，勢必會傷到肌肉。

在整復院中，不乏在家裡用按摩器用力按摩後開始感到疼痛，或是在健身房中跟年輕人一起參加伸展課程後，痛到無法動彈的患者。

年過50後，請別勉強自己做難度過高的伸展。

許多椎管狹窄症患者的柔軟度都很高

有些人認為若能輕鬆地劈腿、前彎，就能提升身體的柔軟度，腰痛也會跟著好轉。

但許多**椎管狹窄症的人背後的肌肉柔軟，因此劈腿、前彎對他們來說很輕鬆；反而是身體前側的肌肉較為僵硬。**因此，即便能做劈腿、前彎，還是有可能會得到椎管狹窄症；而學會劈腿、前彎也無法治好腰痛。

甚至可以說前彎對椎管狹窄症來說反而是種反效果。若只有身體的後方肌肉柔軟，前側的肌肉卻很僵硬的話，這將使身體處於不平衡的狀態，姿勢也會越來越差。肌肉與關節是相連的，太過高難度的伸展會使肌肉變得緊繃，也會對關節形成負擔。

不可做會使腰椎前凸的伸展！

椎管狹窄症的患者若做出使腰椎前凸的伸展，反而可能傷到肌肉。

雖然有一種前後開腿的髂腰肌伸展動作（如下圖），但其實這個動作相當危險。因為這個動作雖然能伸展到髂腰肌，但腰椎前凸的動作將使椎管狹窄症惡化，導致腰痛。

其實椎管狹窄症的患者只要做了使腰椎前凸的動作，即便只是「收音機體操」的強度，都可能導致症狀惡化。

而較多拉扯動作的伸展及體操則更容易傷到肌肉，並對關節造成負擔。更可惜的是這些動作往往只能伸展到表層肌肉，無法伸展到深層肌肉。**髂腰肌屬於深層肌肉，**因此拉扯型的伸展並無法鬆開僵硬的髂腰肌。

不應該做的髂腰肌伸展

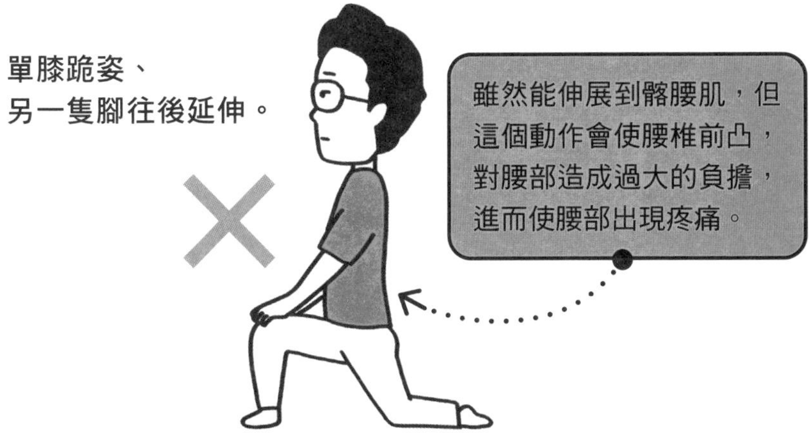
單膝跪姿、
另一隻腳往後延伸。
雖然能伸展到髂腰肌，但
這個動作會使腰椎前凸，
對腰部造成過大的負擔，
進而使腰部出現疼痛。

第二章中所介紹的伸展並非拉扯、彎曲型的伸展，而是拍臀部，彎曲、延伸腿部的伸展。說不定還會有人會覺得太輕鬆呢。

這種伸展雖然輕鬆但卻能直接、有效地伸展到深層肌肉，使肌肉變得柔軟。詳細的效果將於第二章深入說明。

這麼普通的動作竟能改善疼痛

只是拍拍臀部就能治好腰痛，真是太不可思議了

前後差距太大了！超開心的

我收到許多如上的體驗心得。（如前言所述，我很擔心整復院會因此而沒了客人……）

前情提要就到此結束，接下來我將開始講述如何「依據類別來診斷」。並介紹「天道」式的伸展方式。

第2章

找出你是屬於哪一類！

躺著就能治療的伸展方式

依據四種疼痛類別找出最適合你的保健方式

在第一章中，我向大家說明了椎管狹窄症有真假之分的事。也許有些讀者會認為腰椎扭轉的原因，及關於關節囊的說明有點複雜。其實即便有點似懂非懂也沒關係。

關於第一章，你只需要記得以下三件事：

● 椎管狹窄症有分**「正牌」和「冒牌」**。

● **正牌椎管狹窄症的疼痛原因在於椎管狹窄；而冒牌椎管狹窄症的疼痛原因則在於腰椎扭轉**。

● **正牌和冒牌都有有效的自我保健方式**。（除了需要動手術的重度正牌椎管狹窄症）

正牌、冒牌椎管狹窄症的症狀大不同

第二章要向大家介紹輕鬆的伸展方式。

但在這之前，我想先請大家自我診斷一下，找出接下來要介紹的的4種類別中，自己符合哪一種。因為不同類型適合的伸展也不同。（也能判斷你是否需要動手術，而非自我保健）

①腰椎扭轉型……冒牌椎管狹窄症
②神經壓迫麻痺型……正牌椎管狹窄症
③混合型……同時具有冒牌、正牌椎管狹窄症的症狀
④手術型……比起自我保健，更應考慮動手術

以上的診斷方式是根據正牌、冒牌的症狀差異來判斷的。下一頁的症狀類別診斷表你只需要回答Yes或No，就能輕鬆了解自己是屬於哪種類型的椎管狹窄症。

症狀類別診斷表

只要回答問題就能找出你是哪一種類型！

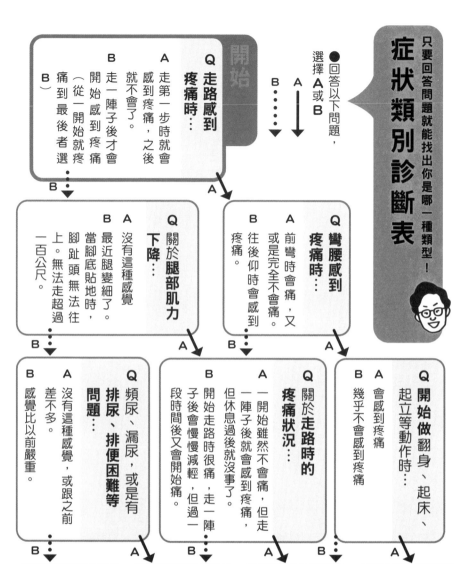

●回答以下問題，選擇A或B

A →（實線箭頭）
B ⋯⋯→（虛線箭頭）

開始

Q 走路感到疼痛時…

A 走第一步時就會感到疼痛，之後就不會了。

B 走一陣子後才會開始感到疼痛（從一開始就疼痛到最後者選B）

A → 彎腰感到疼痛時…
B → 關於腿部肌力下降…

Q 彎腰感到疼痛時…

A 前彎時會痛，又或是完全不會痛。

B 往後仰時會感到疼痛。

A → 開始做翻身、起床、起立等動作時…
B → 關於走路時的疼痛狀況…

Q 關於腿部肌力下降…

A 沒有這種感覺

B 最近腿變細了。當腳底貼地時，腳趾頭無法往上。無法走超過一百公尺。

A → 關於走路時的疼痛狀況…
B → 頻尿、漏尿，或是有排尿、排便困難等問題…

Q 開始做翻身、起床、起立等動作時…

A 會感到疼痛

B 幾乎不會感到疼痛

A → ①
B → ②

Q 關於走路時的疼痛狀況…

A 一開始雖然不會痛，但走一陣子後就會感到疼痛，但休息過後就沒事了。

B 開始走路時很痛，走一陣子後會慢慢減輕，但過一段時間後又會開始痛。

A → ②
B → ③

Q 頻尿、漏尿，或是有排尿、排便困難等問題…

A 沒有這種感覺，或跟之前差不多。

B 感覺比以前嚴重。

A → ③
B → ④

①腰椎扭轉型

「冒牌」椎管狹窄症。比起椎管狹窄，疼痛的原因出自於腰椎扭轉。

②神經壓迫麻痺型

「正牌」椎管狹窄症。疼痛的原因與椎管狹窄以及髂腰肌僵硬有關。

③混合型

同時擁有冒牌、正牌椎管狹窄症的症狀。疼痛原因出自於腰椎扭轉、椎管狹窄。

④適合手術型

比起自我保健，**為了避免狀況惡化，應考慮動手術。**

告訴你真假椎管狹窄症的不同！

接下來本書將整理出正牌（神經壓迫麻痺型）與冒牌（腰椎扭轉型）椎管狹窄症症狀的差異。

神經壓迫麻痺型的特徵

- ☑ 走路一陣子後會感到疼痛與麻痺，但稍微休息後又能繼續行走（間歇性跛行）
- ☑ 無法長時間站立
- ☑ 坐著時不會感受到不適
- ☑ 能夠踩腳踏車
- ☑ 一邊推車一邊走路時可以走得比平常更久

腰椎扭轉型的特徵

☑ 在床上翻身、起身時會感到疼痛
☑ 從坐姿起身時會感到疼痛
☑ 開始走路時會感到疼痛，但走一陣子後不適感會減緩
☑ 無法躺在疼痛的部位上
☑ 穿護腰會覺得舒服許多

若要更進一步解釋，正牌椎管狹窄症會有以下三種症狀：

Ⓐ剛開始走路時不會感到疼痛，走一陣子後才開始感到疼痛

Ⓑ排尿問題（漏尿、排尿困難）及排便問題

Ⓒ肌力持續衰退

Ⓐ就是曾在第一章中說明過的間歇性跛行。只要無法連續走超過一百公尺就屬於重症；Ⓑ是因為腰部神經受到壓迫，導致膀胱、直腸功能受損，造成排尿、排便問題；Ⓒ則是因神經受到的壓迫變強，導致肌力衰退。

無法連續走超過一百公尺，並同時有Ⓑ、Ⓒ症狀的人屬於重症患者，比起自我保健，更應考慮接受手術。

躺著治好腰椎扭轉型、神經壓迫麻痺型、混合型

做完52頁的症狀類別診斷後，結果是什麼呢？根據診斷，大家應該都能找出屬於自己的類型。

①腰椎扭轉型……冒牌椎管狹窄症
②神經壓迫麻痺型……正牌椎管狹窄症
③混合型……同時具有冒牌、正牌椎管狹窄症的症狀
④手術型……比起自我保健，更應考慮動手術

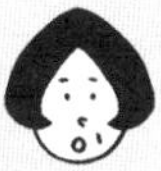

腰野「我是①腰椎扭轉型。」

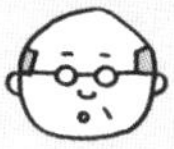

伊丹「我是③混合型。」

天道「在我的整復院中，大多數患者也都是**①的冒牌椎管狹窄症和③混合型**。這兩者都是在一開始走路、起立、起身等動作開始時會感到疼痛。」

天道「伊丹先生，你走路時會全程都感到疼痛嗎？」

伊丹「這個嘛⋯剛開始走時的確很痛，但走一陣子後就沒事了⋯」

天道「再走一陣子後，會不會又開始疼痛呢？」

伊丹「這麼說來的確會痛。但起步的那一刻更痛，所以我忘記後來也會痛了。」

天道「許多混合型患者的答案都和伊丹先生一樣。**由於間歇性跛行在起步時的疼痛更為劇烈**，因此多半都要等我詢問時，患者才會意識到有時走一陣子後會再度感到疼痛。」

腰野「請問要做多久的自我保健才會有效果呢？」

天道「大家都很愛問這一題，我只能說因人而異。」

伊丹「這個我知道。但若沒有時間上的目標，我怕自己沒什麼動力，很不安……」

天道「我明白了！那我就告訴大家一個大概的時間吧。①的冒牌椎管狹窄症大概要做兩週伸展。②的正牌椎管狹窄症大概要花三個月。而③混合型則是要先做解決①腰椎扭轉問題的伸展兩週，再做改善②椎管狹窄症狀的伸展三個月。」

腰野「也就是說，我只要花兩週左右就會改善了嗎？」

天道「這只是一個標準，可能會花更多時間，也可能不用那麼久。」

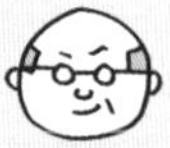
伊丹「那從明天開始，我早中晚都會努力做很多的伸展。」

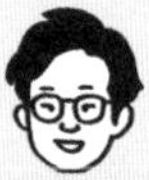
天道「那可不行！」

自我保健不可做過頭！

當我推薦自我保健方式給患者後，許多人會誤以為做越多會越快好轉。

例如：能改善腰痛、腿麻的拍臀部（P78）動作。雖然說明上寫著20次，但仍有人會認為「如果加倍做40次，就會有加倍的效果」。

其實我所建議的伸展次數與強度，都是根據過去患者改善的情形，以及觀察患者改善前的狀況後，**所訂定出的最具效果組合。**無論是超出或低於這個範圍，都無法獲得更好的效果。除此之外，還可能降低效果，導致惡化。

我明白大家為了能快快好起來，而想拼命做伸展的心情，但千萬不能做過頭。

伊丹「這就是所謂的過猶不及對吧。」

天道「沒錯。有些人還會因為伸展過頭而使病情惡化，請務必要小心。」

①～③類的建議伸展時間

①腰椎扭轉型… 早晚、做2週	➡ P60
②神經壓迫麻痺型… 早晚、3個月	➡ P90
③混合型… 早晚、2週＋3個月	➡ P60 ＋ P90

但**屬於③混合型的患者，請勿同時做①腰椎扭轉型和②神經壓迫麻痺型的伸展。**在動作開始時會感到疼痛的人，若從事②神經壓迫麻痺型的伸展可能會導致病情惡化。請務必先做2週①的伸展後，再改為②的伸展。

從腰椎扭轉診斷確認你是冒牌還是混合型椎管狹窄症

接下來，我將先帶來適合①**腰椎扭轉型**、③**混合型**患者做的「蹬腳跟」及「拍臀部」兩種伸展。

這兩個動作能解決腰椎扭轉，並減緩疼痛。（腰椎扭轉問題解決後，混合型應改做②神經壓迫麻痺型的伸展）

若你是腰椎扭轉型和混合型的患者，請先做「腰椎扭轉診斷」（P62）來確認扭轉的狀況。

腰椎扭轉的狀況因人而異，有人是向右扭轉，有人則是向左扭轉。

就讓我們透過簡單的檢查，先確認出自己的腰椎是向哪邊扭轉吧。

左側疼痛的人是向右扭轉；右側疼痛的人是向左扭轉

請先仰躺，讓身體正面朝上後屈膝。

將膝蓋向右、左側倒。確認往哪邊倒時，腰和腳會出現疼痛。當膝蓋向右倒時左側感到疼痛，就是向右扭轉；當膝蓋向左倒時右側感到疼痛，就是向左扭轉。也就是**膝蓋倒向的那側有腰椎扭轉情形。**

如果平時就會感到某側疼痛，當**左側腰、腳感到疼痛的話就是右側扭轉；右側感到疼痛就是左側扭轉。**

若疼痛的部位在腰的正中央，則可試著將膝蓋向左右兩側倒，確認哪一側的疼痛更為強烈。此時請務必留意，在側倒的過程中就應確認是否有疼痛，不需要等到完全側倒後才確認。

若稍微移動膝蓋就感到疼痛、無法屈膝側倒時請不要勉強。（P66將介紹無法屈膝側倒者的檢查方式）

若屬於②**神經壓迫麻痺型，則無須做扭轉確認。**因為疼痛的原因並非出自腰椎扭轉，而是出自椎管狹窄壓迫到神經。

腰椎是向右還是向左扭轉
屈膝側倒診斷

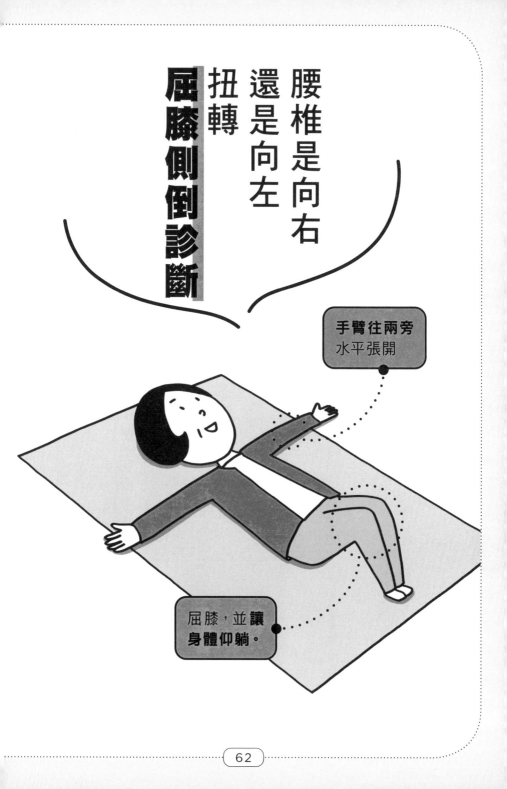

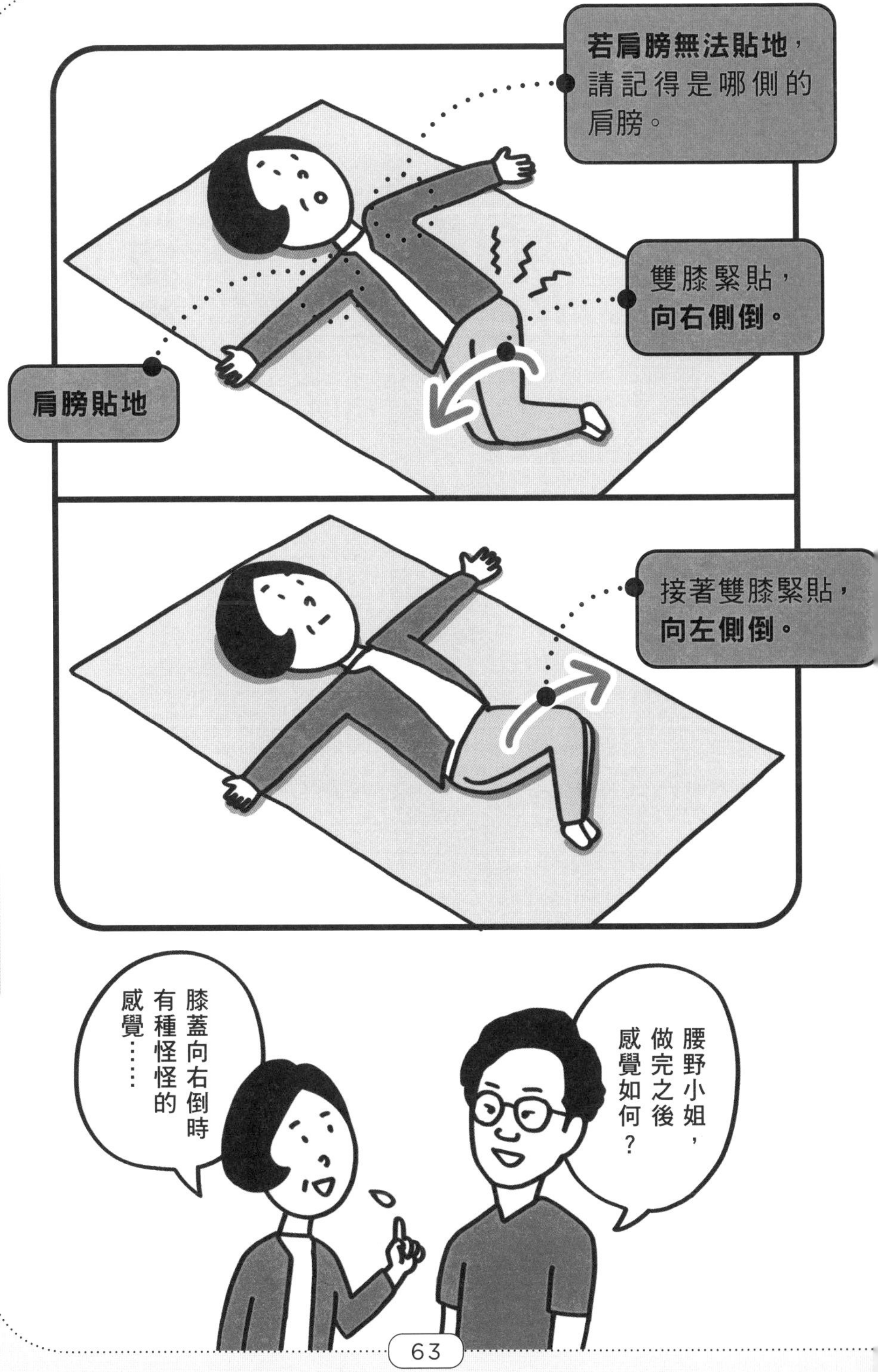
若肩膀無法貼地，請記得是哪側的肩膀。
雙膝緊貼，向右側倒。
肩膀貼地
接著雙膝緊貼，向左側倒。
腰野小姐，做完之後感覺如何？
膝蓋向右倒時有種怪怪的感覺……

難以靠屈膝側倒來判斷疼痛處時

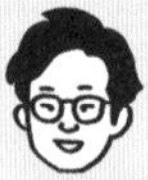

天道「妳透過屈膝側倒診斷找出是向哪邊扭轉了嗎？」

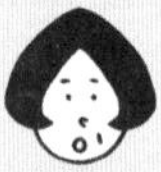

腰野「當膝蓋向右倒時，我覺得左側腰部有疼痛感。但好像往兩側倒時都有感到疼痛，有點難判斷。」

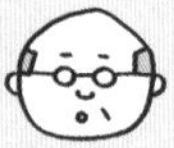

伊丹「我的腰太痛了，根本沒辦法屈膝側倒。有其他的測試方法嗎？」

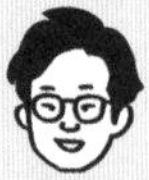

天道「有不少患者都無法確認哪邊疼痛，或是無法屈膝側倒。那就試著**用跪坐的方式來確認是哪邊的膝蓋向前突出**吧！」

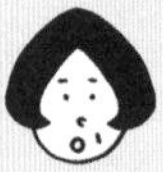

腰野「我的左膝比較突出。」

天道「這代表妳的左邊骨盆向前突出，妳是向右扭轉。**左膝突出是向右扭轉；右膝突出則表示是向左扭轉**。只要記住突出膝蓋的對側腰椎有扭轉狀況就行了。」

伊丹「我的膝蓋不好，沒辦法跪坐⋯⋯」

天道「無法跪坐的人可以將椅子坐到底，再確認是哪一側的膝蓋較為突出。」

伊丹「我的右膝比較突出，所以我是向左扭轉。」

天道「沒錯。右膝突出就是向左扭轉。但若**膝蓋倒向的同側腰部也會感到疼痛，或是背部僵硬難以側倒，無法做屈膝側倒診斷時，可依據平時疼痛的狀況來判斷扭轉的方向**。腰部和下肢**左側疼痛的人為向右扭轉；右側疼痛的為向左扭轉**。」

透過跪坐、坐上椅子來判斷腰椎的扭轉狀況

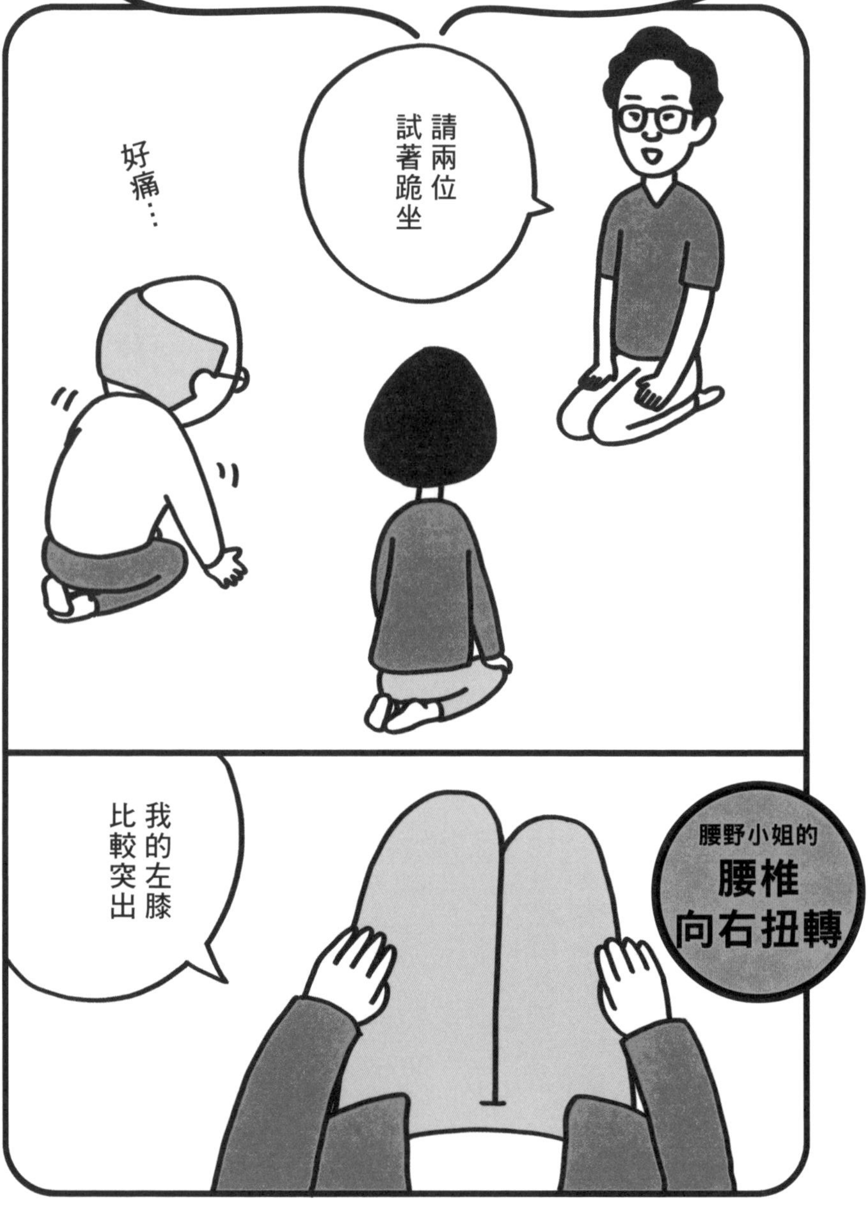
請兩位試著跪坐
好痛…
我的左膝比較突出
腰野小姐的
腰椎向右扭轉

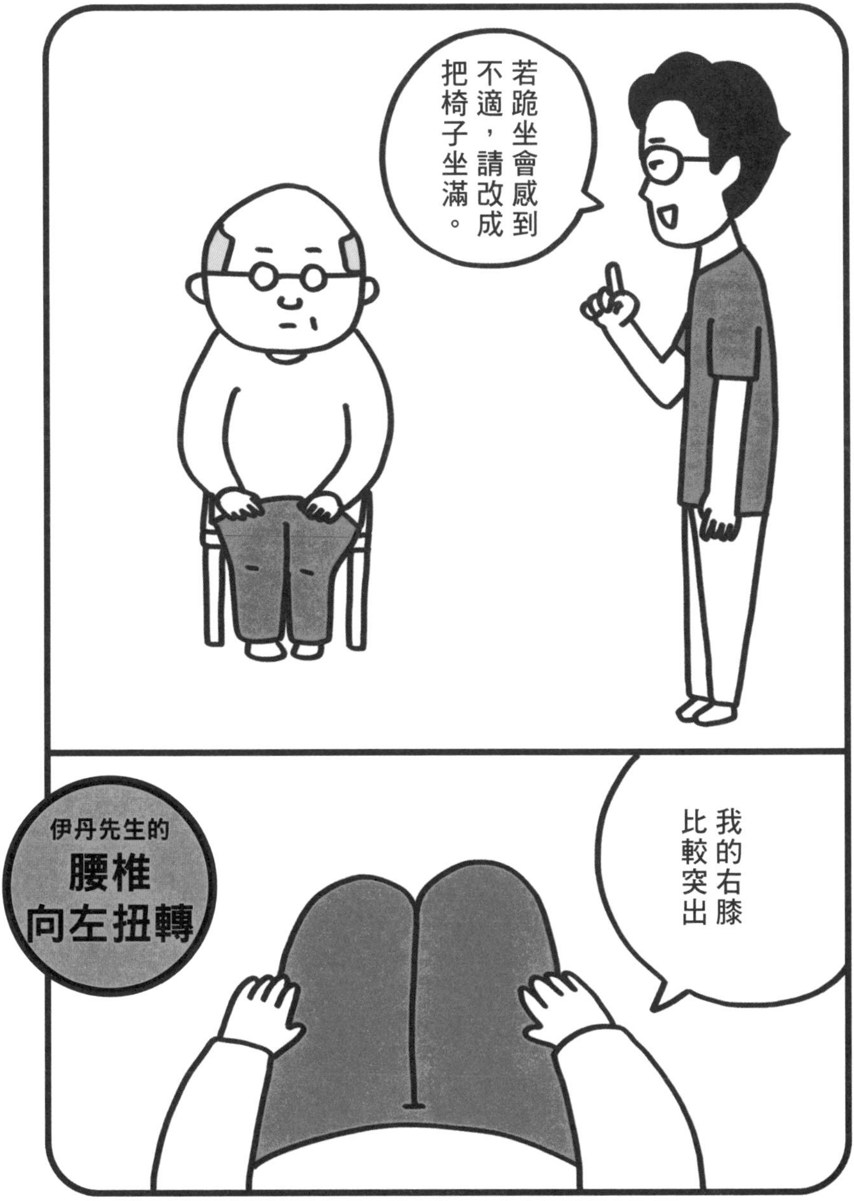
若跪坐會感到不適，請改成把椅子坐滿。
伊丹先生的
腰椎向左扭轉
我的右膝比較突出

有些人的腰椎會同時有左、右扭轉

話說回來，腰野小姐曾說過「往兩側倒時都會感到疼痛」。

有些人和腰野小姐一樣，左右兩側都會感到疼痛，或是每天疼痛的狀況不同。這種人可能是腰椎向右或向左扭轉，也可能兩側都有扭轉；只要透過觸診便能確認實際的扭轉狀況。

也可以比照P66、67的方式，確認哪邊的膝蓋較為突出，哪側的扭轉較為嚴重。

請務必掌握一個原則──腰椎是往膝蓋突出側的反方向扭轉。

左膝較為突出➡向右側扭轉

右膝較為突出➡向左側扭轉

透過屈膝側倒、觀察膝蓋突出側，來確認疼痛位置與扭轉方向

確認過腰椎扭轉的方向後，就開始做「蹬腳跟」、「拍臀部」等伸展，來矯正腰椎扭轉的問題吧。

每次做伸展前，都務必先確認屈膝側倒時哪側會感到疼痛，或哪側的膝蓋較為突出。在伸展結束後，也務必再次確認疼痛的位置。

因為**每天、早晚的疼痛狀況都可能出現變化**。

例如：有時在伸展前，明明是腰椎向右扭轉而疼痛（左側疼痛），但伸展後向右扭轉的症狀獲得改善，換成右側開始疼痛了。

當兩側都有扭轉時，疼痛的位置就可能左右變換。

也就是說在試著改善向右扭轉（左側疼痛）的過程中，導致向左扭轉（右側疼痛）的疼痛變嚴重了。當發生這種狀況時，就必須將兩邊的扭轉都復位。

因此，**在伸展前後都必需做屈膝側倒的動作來**確認伸展前是哪側疼痛，伸展後的疼痛狀況有無變化。

「蹬腳跟」是一種透過躺著抬起單腳後再讓腳落下的動作，藉此來放鬆對側肩膀的肌肉。

躺著「蹬腳跟」改善上半身的扭轉問題

為何需要放鬆肩膀周邊的肌肉呢？

第一章曾提到當上半身的肩膀、胸椎向左轉時，下半身的腰椎、骨盆就會向右轉，導致部分的腰椎（第四、五節）向右扭轉。

簡言之，過程如下：

上半身向左轉⬇胸椎後側向右扭轉⬇下半身向右轉⬇腰椎後側向左扭轉

正如第一章中所說的，由於胸椎的扭轉幅度大於腰椎，因此向右扭轉的力量更強，使得第四、五節腰椎承受壓力，導致第四、五節腰椎向右扭轉，向右扭轉的部位就像是腰椎上的「異物」，造成腰椎疼痛。

換言之，**腰椎向右扭轉的人期上半身會向左偏、右肩向前傾，導致左肩後方的肌肉緊繃；而下半身則是向右偏，左邊骨盆向前突出。**其實只要平時身體保持端正挺直，即便偶爾做出上述的姿勢也不會導致腰椎扭轉。**但當右肩長時間維持前傾、上半身向左偏的姿勢時，就容易使腰椎出現扭轉問題。**也就是說**只要左肩後方的緊繃肌肉沒放鬆，就無法改善胸椎及腰椎扭轉的狀況。**

因此，我們應該先做放鬆肩膀周邊肌肉的伸展，也就是蹬腳跟。這個伸展非常簡單，只要躺著讓單腳腳跟向地板落下就好。腳跟落地時產生的震動，能放鬆對側肩膀的肌肉。便能改善上半身的扭轉狀況，再透過「拍臀部」來改善骨盆扭轉。透過這兩種伸展，讓我們能改善整體腰椎的扭轉狀況。

伸展前先做扭轉狀況診斷

在伸展前，請務必先做扭轉狀況診斷。

若在做屈膝側倒診斷後，結果為往右倒時左側會感到疼痛，則為向右扭轉。**腰椎向右扭轉的人請用右腳來做蹬腳跟伸展**，放鬆對角線上的左肩背面肌肉。**若為向左扭轉的人，請用左腳來做蹬腳跟伸展。**

腰野「咦？向右扭轉的人應該是右肩容易向前傾對吧？要放鬆右肩，應該蹬左腳腳跟不是嗎？」

天道「**其實右肩向前傾的原因與左肩後方肌肉也有關。**由於左肩後方的肌肉僵硬，使**左肩被向後拉，進而導致右肩前傾。**」

腰野「沒想到身體的每個部位都環環相扣呢。」

當屈膝側倒診斷中 左肩無法貼地時…

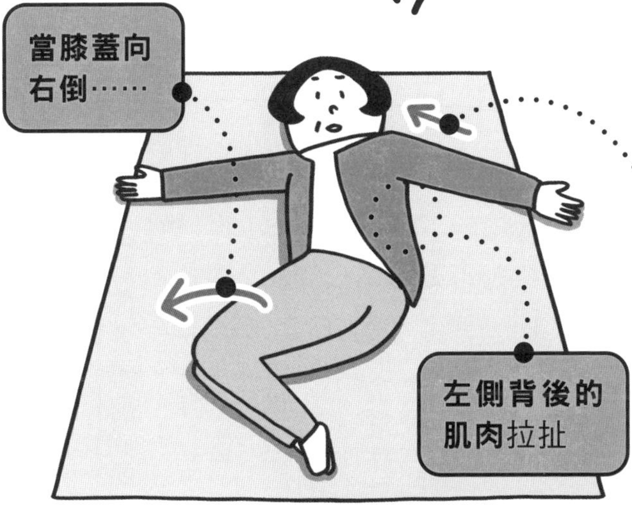
當膝蓋向右倒……
左側背後的肌肉拉扯

向右扭轉的人，由於左肩的後方肌肉僵硬、緊繃，無法伸展，導致**左肩無法貼地**。

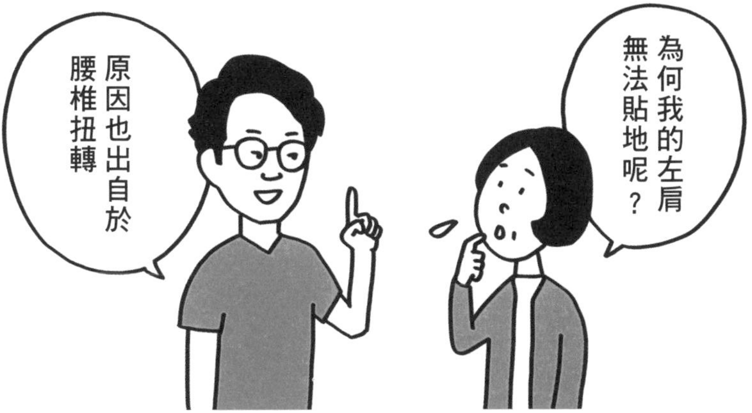
為何我的左肩無法貼地呢？
原因也出自於腰椎扭轉

蹬腳跟伸展的效果與作用機制

蹬腳跟伸展的功效如下：

放鬆將左肩向後拉的肌肉⬇讓前傾的右肩復位⬇改善上半身向左扭轉的姿勢⬇解決腰椎扭轉問題

若想放鬆左肩的後方肌肉，應做右腳的蹬腳跟伸展。如此一來便能鬆開使左肩向後拉，且僵硬、緊繃的肌肉。

接下來，就讓我來說明具體的伸展作法。

(1) 將手臂張開至肩膀的高度，將手臂伸直。若空間不夠，手臂展開45度左右即可。

(2) 向右扭轉者，腳尖朝上，將右腳向外側打開45度。

(3) 抬起右腳後，讓腳落下。重複5次。

若在屈膝側倒檢查中發現膝蓋向左倒時右腰和腳感到疼痛（向左扭轉）時，請做左腳的蹬腳跟伸展。

腰野「光是腳跟落下的震動有可能影響到對側肩膀嗎？」

天道「即便只有小小的震動也能影響到很大的範圍。**就如同用手拍打水面會產生水波一樣，右腳落地時的震動也會傳到左肩。**」

伊丹「我是向左扭轉，所以應該做左腳的蹬腳跟伸展對嗎？」

天道「沒錯。只要記得**用的是扭轉側的腳，就是不會疼痛的那隻腳來做蹬腳跟伸展**。也就是在扭轉檢查中當膝蓋碰地時，無法貼地那側肩膀的對側腳。做完蹬腳跟後，接著要做拍臀部伸展。」

順帶一提，腰野小姐雙手合十做「向前看齊」的動作，比較兩手的長度後發現右肩前傾，且右手手指較為突出。

透過蹬腳跟能使左右手變得一樣長。若比較前後差異一定會更有感。

先以蹬腳跟改善上半身的扭轉問題

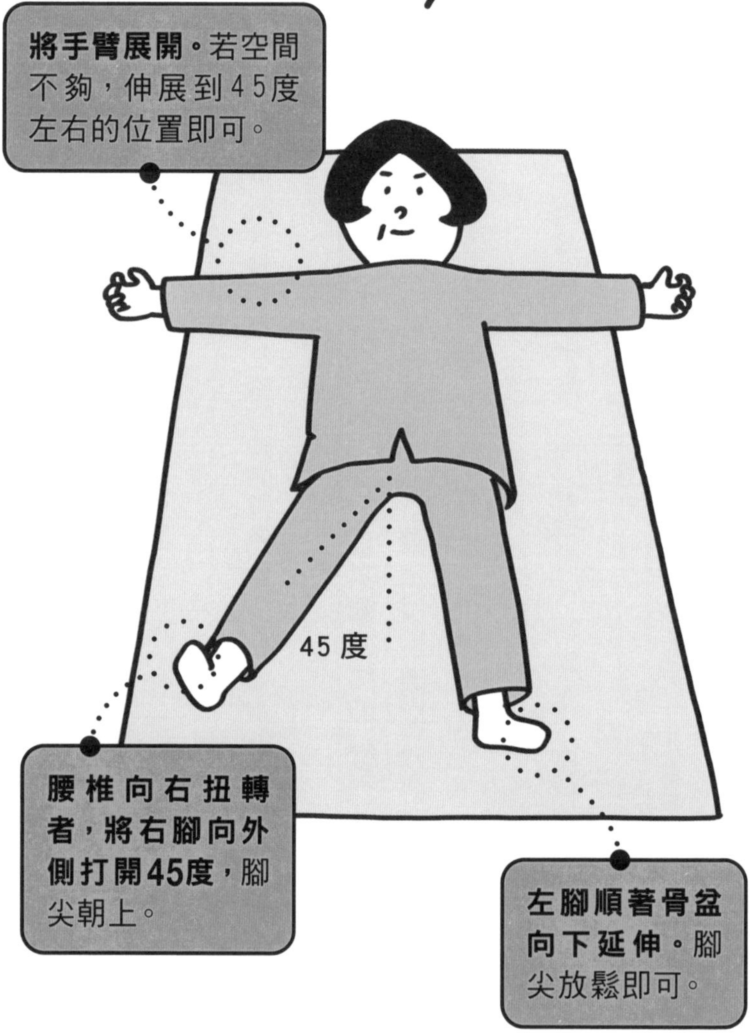
將手臂展開。若空間不夠，伸展到45度左右的位置即可。
45度
腰椎向右扭轉者，將右腳向外側打開45度，腳尖朝上。
左腳順著骨盆向下延伸。腳尖放鬆即可。

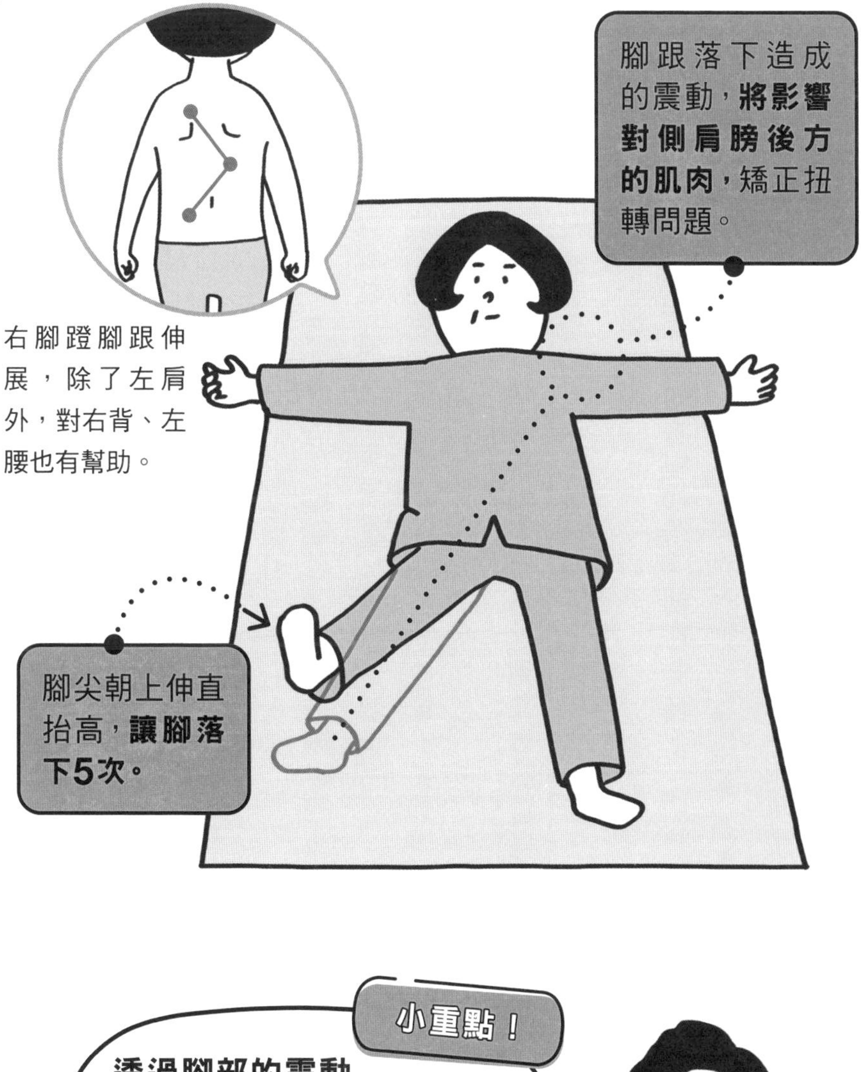
腳跟落下造成的震動，**將影響對側肩膀後方的肌肉**，矯正扭轉問題。
右腳蹬腳跟伸展，除了左肩外，對右背、左腰也有幫助。
腳尖朝上伸直抬高，**讓腳落下5次。**

小重點！

透過腳部的震動
解除肩膀僵硬

向右扭轉蹬右腳、向左扭轉蹬左腳，每次只做單腳的蹬腳伸展。如此一來，就能鬆開腿部以及對側肩膀後方的肌肉，矯正腰椎的扭轉問題。

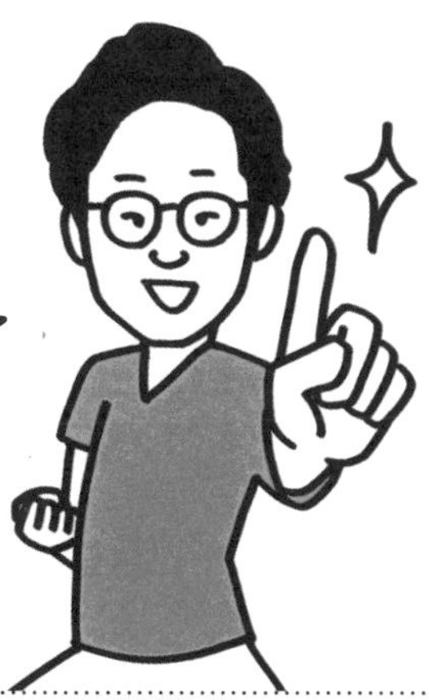

使骨盆的關節活動更順暢「拍臀部」的順序很重要

當肩膀後方的肌肉僵硬問題獲得改善後，應改做「拍臀部」伸展。拍臀部能改善骨盆扭轉，進而解決腰椎的扭轉問題。

到底原因為何呢？就讓我來告訴大家「拍臀部」的步驟，並向大家一一介紹吧。

在一開始做的扭轉診斷中，曾提到**在做膝蓋側倒伸展時，當膝蓋向右側倒時，左側感到疼痛就是向右扭轉；向左側倒時，若右側感到疼痛則是向左扭轉。**

當診斷結果是向右扭轉時，請右側在下，側躺。微微彎曲右腳，並將左膝彎曲放在右腳上，並讓左腳腳尖靠在右腳的膝蓋內側。

接下來用手輕拍臀部較有肉的地方。拍打時請用手掌，以會稍微拍出聲響的力道向斜下方拍20次。

結束後，換成左側在下側躺，並如前述拍打臀部20次。

一開始先做不良姿勢，再做正確姿勢

做拍臀部伸展時，順序相當重要。

一開始應該讓扭轉側在下，先拍非扭轉側的臀部。接著再換成另一側在下，扭轉側的臀部在上。此時便可透過拍扭轉側的臀部來改善扭轉問題。

伸展的重點在於一開始應先重現容易導致腰椎扭轉的姿勢，從不良姿勢開始做拍臀部伸展。

假設右側有扭轉問題，就先以右側在下側躺，此時左邊的骨盆就會向前。刻意做出會導致腰椎扭轉的不良姿勢，並給予刺激；接下來再刺激沒有扭轉問題的那側（左側在下，使右邊骨盆向前的姿勢）。如此一來將會更具效果。

也就是說順序必須是**先讓扭轉側在下，呈現不良姿勢做拍臀部伸展，然後才換沒有扭轉的那側在下做伸展。**這麼做的原因在於人體擁有恢復原本狀態的復原能力。一開始先擺出不良姿勢並給予刺激的話，更能促使身體在矯正時啟動復原能力。

腰椎扭轉類型②

拍臀部改善
下半身的扭轉問題

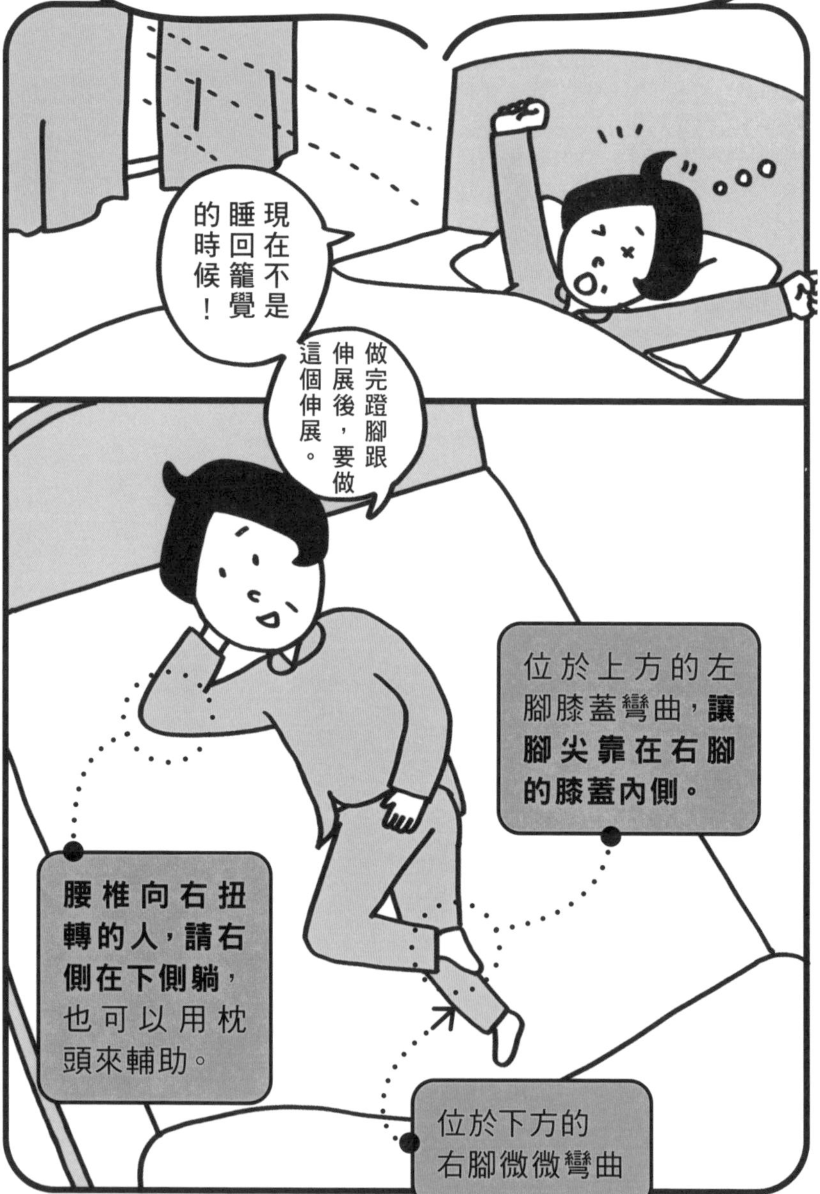
現在不是睡回籠覺的時候！
做完蹬腳跟伸展後，要做這個伸展。
位於上方的左腳膝蓋彎曲，**讓腳尖靠在右腳的膝蓋內側。**
腰椎向右扭轉的人，請右側在下側躺，也可以用枕頭來輔助。
位於下方的右腳微微彎曲

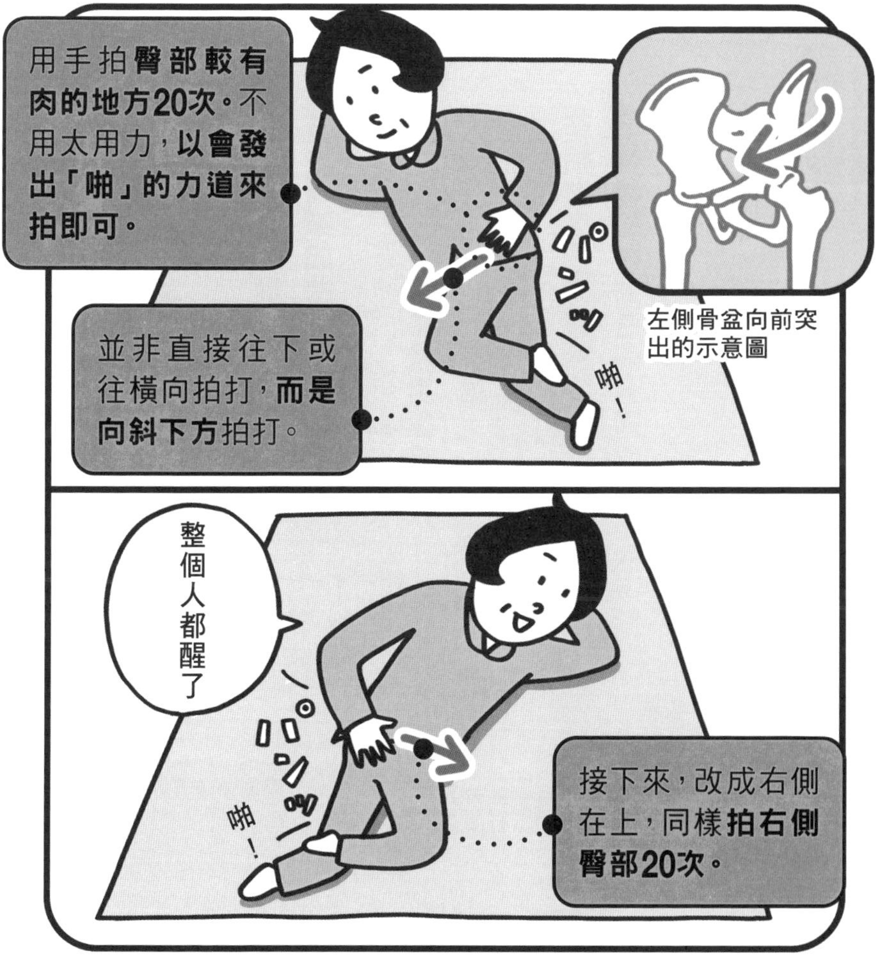
用手拍臀部較有肉的地方20次。不用太用力，以會發出「啪」的力道來拍即可。
左側骨盆向前突出的示意圖
並非直接往下或往橫向拍打，而是向斜下方拍打。
啪！
整個人都醒了
啪！
接下來，改成右側在上，同樣拍右側臀部20次。

小重點！

想矯正的那側晚點做

一開始先重現平時的扭轉姿勢。腰椎向右扭轉的人，請右側在下側躺；向左扭轉的人，請左側在下側躺。切記！順序必須是「先做錯誤姿勢，再做正確姿勢」。

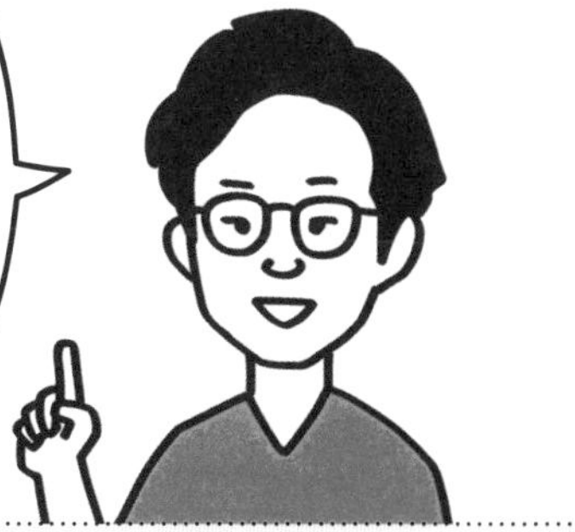

拍臀部的順序與功能

刻意做出平時「骨盆歪斜的姿勢」（不良姿勢）

←

拍臀部的震動會傳到薦髂關節的關節囊

←

大腦認知到骨盆過度歪斜便會試圖讓骨盆復位

←

往希望骨盆矯正的方向拍臀部。拍臀部的震動會傳到薦髂關節的關節囊。

←

骨盆歪斜復位，也使腰椎扭轉復位。

骨盆的薦髂關節

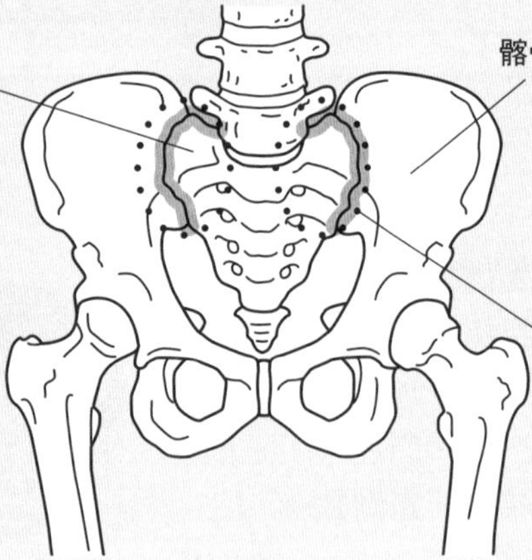

薦髂關節

薦骨與髂骨之間的關節，被關節囊的膜包覆。

拍20次，微微地刺激即可

腰野「只要拍臀部20次就夠了嗎？若用更強的力道拍30次的話，效果不是會更好嗎？」

天道「拍臀部伸展最重要的是讓震動傳達到關節囊上。簡單來說，當關節囊的運作順暢就能改善動作時的疼痛、麻痺感。以1秒1～2次的頻率輕微刺激，最容易觸發關節囊發揮作用，所以無需太用力拍打。」

腰野「比起長時間、大力道拍打，短時間的輕微刺激反而更有效嗎？」

天道「沒錯。**就算用力拍打、拍好幾十次，也不見得能得到好的效果。**以適宜的力道拍打約20次左右，造成的震動帶來的刺激效果最剛好。」

腰野「我知道了。我在做拍臀部伸展時會注意不要拍得太大力。」

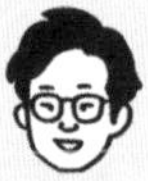

天道「拍臀部的目的**是為了讓骨盆上的薦骼關節更順暢的活動。**當薦骼關節能靈活的動作，就能矯正前傾的骨盆。如此一來便能減輕腰椎的負擔，解決腰痛和腳麻的狀況。」

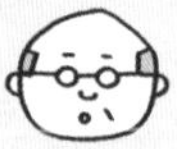

伊丹「用按摩器來震動可以嗎？」

腰野「有些儀器能讓全身抖抖抖地震動。」

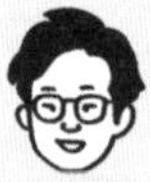

天道「的確有那種儀器沒錯。**但那種按摩器只會讓全身放鬆，沒辦法以單點的方式來刺激關節。**

為了以防萬一，我想提醒你們千萬別做用力按壓全身的按摩。那種按摩只會引起發炎，讓症狀惡化。」

疼痛好轉後要注重預防！能坐著做的「蹬腳跟」和「拍臀部」

接下來，我將介紹幾招預防方式給有腰椎扭轉型椎管狹窄症的人，那就是能坐著做的蹬腳跟和拍臀部。由於坐著也能做，在工作時或休息時都能試著做做看。

首先是**能坐著做的蹬腳跟**。

請先將大腿貼在椅子上，膝蓋彎曲90度。若椅子太低，或高到腳碰不到地都沒有效果，請選擇對自己來說適中的高度。

坐著做的蹬腳跟伸展與躺著做的蹬腳跟伸展（P76）一樣，**應用扭轉側的腳伸展**。若腰椎向右扭轉則用右腳做；腰椎向左扭轉的則用左腳。當坐到椅子底部，左膝突出的人為向右扭轉；右膝突出的則為向左扭轉。因此**請以膝蓋較不突出的那隻腳來做蹬腳跟伸展**。

預防腰椎扭轉！
坐著蹬腳跟

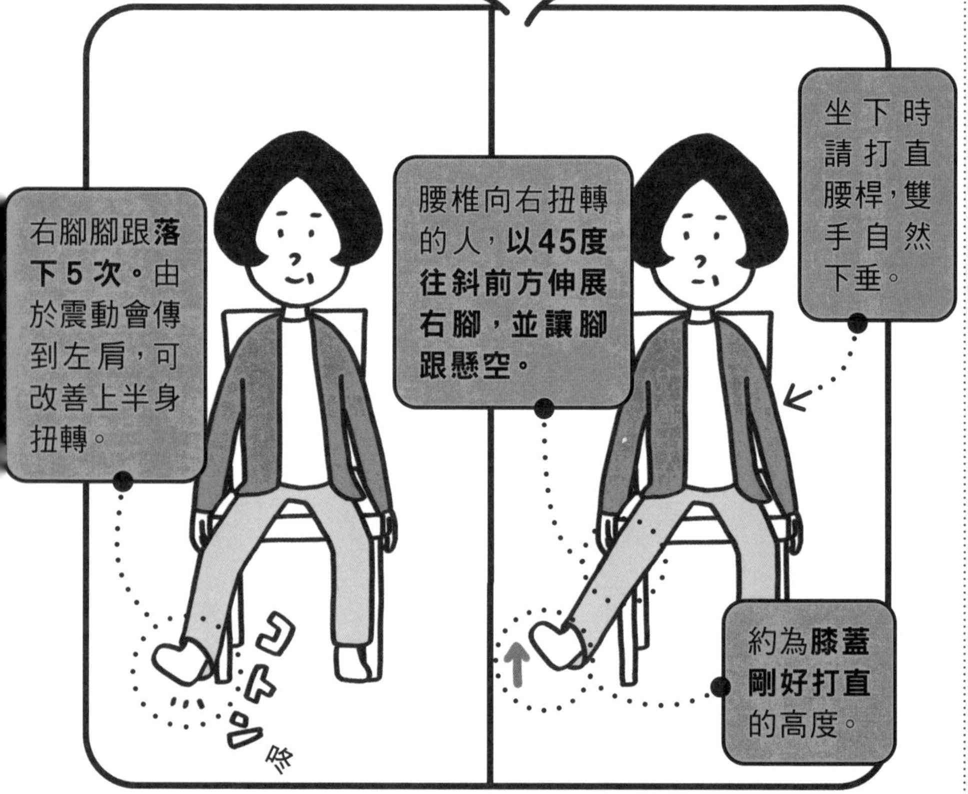
右腳腳跟**落下5次**。由於震動會傳到左肩，可改善上半身扭轉。
咚
腰椎向右扭轉的人，**以45度往斜前方伸展右腳，並讓腳跟懸空。**
坐下時請打直腰桿，雙手自然下垂。
約為**膝蓋剛好打直**的高度。

小重點！

你的左右手一樣長嗎？

在伸展前，向右扭轉者的右手會比較長；向左扭轉者的左手會比較長。請比較看看蹬腳跟伸展前後手的長度變化，更能感受到伸展的效果。

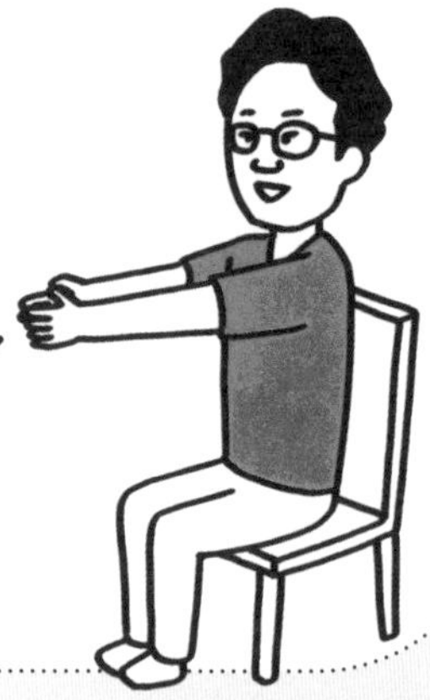

坐著做的拍臀部伸展其實只需要搖晃臀部

接下來要跟大家介紹坐著做的「拍臀部」伸展。這個動作能矯正骨盆與腰椎。其實不需要拍臀部，要做的是「搖晃臀部」。

(1) 坐上椅子，確認哪邊的膝蓋較為突出後，將膝蓋較突出的腳（向右扭轉者為左腳，向左扭轉者為右腳）跨在另一隻腳上。在下方的腳垂直落下，十指交錯放在膝蓋上。

(2) 用手扣住膝蓋，往上方腳的腳尖方向搖晃10次。搖晃的速度大約每秒1～2次。再以另一隻腳交叉，將手放在膝蓋上，朝交叉的腳尖方向搖動10次。

搖晃臀部伸展能矯正腰椎扭轉及骨盆的位置。

當**腰椎向右扭轉時**，右肩會向前傾、上半身會向左扭轉，左側骨盆會向前突出，坐下時**左膝會比右膝突出**。

這種情況下，應將左腳跨在右腳上，向右（扭轉側）搖晃。因為要先處理有問題的那側，這將有助於骨盆歸位。

接下來，應該將腳向左方搖晃。如此一來，便能矯正左側突出的骨盆。

搖晃臀部
矯正骨盆與腰椎位置

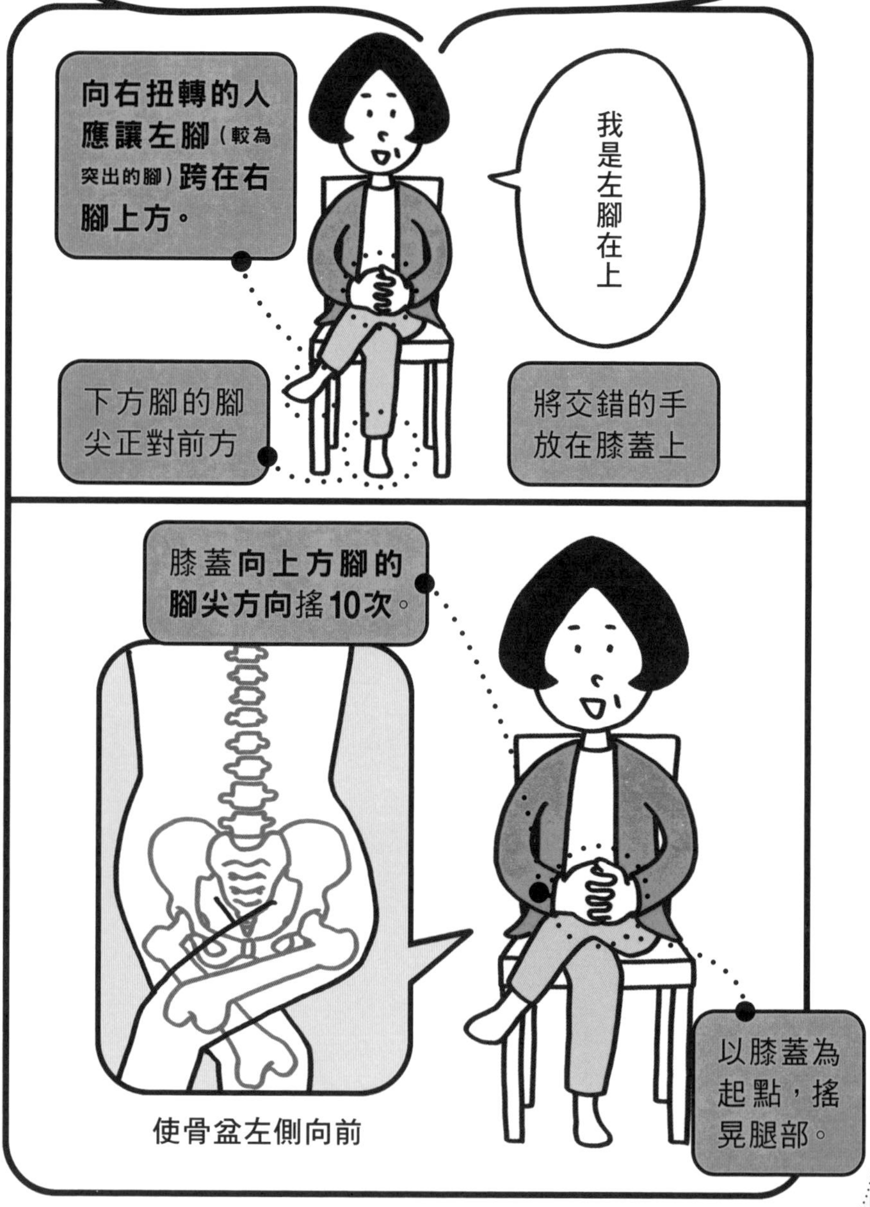

向右扭轉的人應讓左腳（較為突出的腳）跨在右腳上方。
我是左腳在上
下方腳的腳尖正對前方
將交錯的手放在膝蓋上
膝蓋向上方腳的腳尖方向搖10次。
使骨盆左側向前
以膝蓋為起點，搖晃腿部。

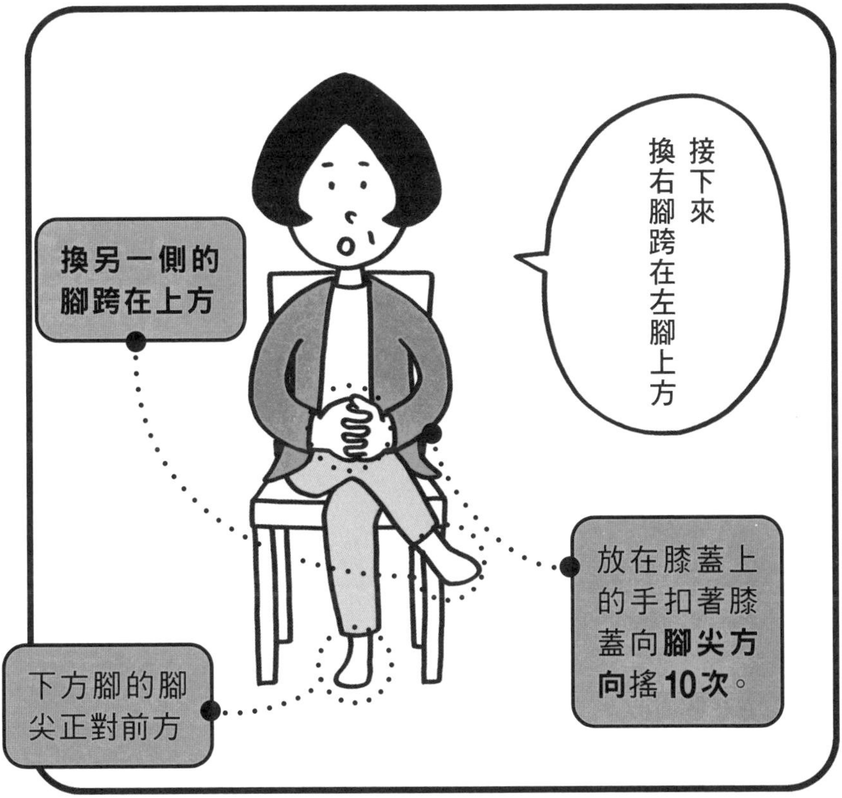
換另一側的
腳跨在上方
接下來
換右腳跨在左腳上方
放在膝蓋上
的手扣著膝
蓋向腳尖方
向搖10次。
下方腳的腳
尖正對前方

小重點！

先從姿勢不良側伸展→
再到正確的姿勢

右側扭轉者的左膝較為突出，左側扭轉者的右膝會較為突出。向右扭轉的人，左邊骨盆、膝蓋會向前傾，因此，最後應將右方骨盆向前矯正。

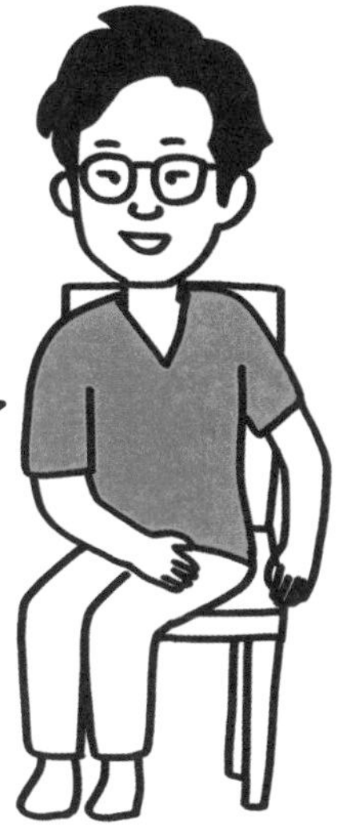

正牌椎管狹窄症患者應該做的四種伸展

接下來我將介紹幾種能緩和症狀的伸展方式，給正牌椎管狹窄症患者。其中三種和冒牌椎管狹窄症的伸展方式一樣，能夠躺著伸展；以及另一種輕鬆的訓練方式。

1 **放鬆髂肌**

2 **放鬆腰大肌**

3 **敲敲髖關節**

4 **髂腰肌活動訓練**

只要照順序執行這四個動作，就能放鬆**髂腰肌**（髂肌＋腰大肌）提升髂腰肌的活動力。

在第一章曾提及久坐辦公桌和運動不足**會使髂腰肌緊繃，導致腰椎前凸。**

這也是引起椎管狹窄症的原因之一。因此放鬆緊繃的髂腰肌將有助於改善腰椎前凸，進而改善椎管狹窄症的症狀。

髂腰肌是由髂肌和腰大肌所組成，接下來要介紹的三種伸展都能放鬆僵硬的髂肌和腰大肌。

伸展的順序非常重要。就讓我們依序完成①～③的伸展後，再開始訓練吧。伸展之所以有順序，其實是有原因的。

髂肌位於腰大肌的後方，是腰大肌順利發揮功能的基礎。**為了增加這塊基礎深層肌肉的柔軟度，必須先從放鬆髂肌的伸展開始做起。**

就讓我們先放鬆髂肌、腰大肌後，敲敲髖關節，徹底伸展髂腰肌。最後再以髂腰肌活動訓練收尾吧。

目的是放鬆深層、僵硬的肌肉

為了放鬆髂腰肌所做的伸展和蹬腳跟、拍臀部伸展相同，屬於比較溫和的伸展。

溫和到甚至讓人懷疑是否有效。

和大家想像中那種需要費勁拉扯的伸展相去甚遠。**強烈的伸展只能拉到表層的肌肉，無法放鬆深層肌肉的僵硬部分。**除此之外，還會對肌肉、關節造成負擔。

按摩也是一樣，只能對肌肉給予刺激。雖然會暫時出現僵硬舒緩的錯覺，但其實並未真的消除僵硬問題。

而接下來我要介紹的伸展則能透過**微刺激肌肉，來放鬆肌纖維。**

肌肉是由纖維狀的肌肉纖維所組成。當這些纖維緊縮、僵硬時，肌肉就會變得僵硬，彈性降低，無法順暢地活動。

若想改善這種狀態，選擇能確實延展到這些肌肉的伸展動作會更有效。

肌肉中的肌纖維是什麼？

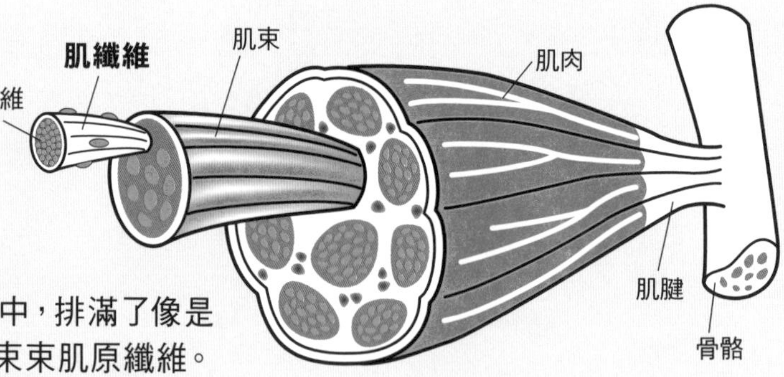

肌纖維之中，排滿了像是麵條的一束束肌原纖維。透過伸展，有望伸展到這些肌原纖維。

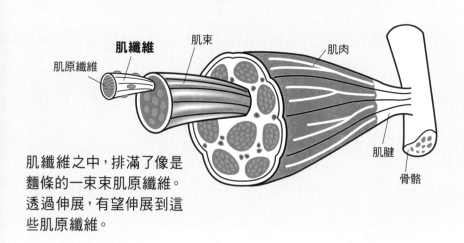

精準刺激肌肉的伸展

在舉起啞鈴再慢慢放下的過程中，肌肉會為了支撐啞鈴的重量而收縮，但當手放下時，肌肉也會跟著延展。

透過收縮與延展這兩個動作，能鬆開原本纏繞在一起的肌纖維，解除僵硬狀態。但當伸展的動作只具有延展作用時，將無法解開纏繞在一起的肌肉纖維，也無法解除僵硬的狀態。

而放鬆髂肌、放鬆腰大肌、敲敲髖關節這三個伸展動作的目的就是要精準刺激到肌肉。這三個伸展動作都包括抬起、放下膝蓋和腳的動作，透過些微刺激來放鬆、舒緩肌纖維。

透過放鬆髂肌來鬆開髂腰肌的根基

髂腰肌是由髂肌和腰大肌組成，因此要先從放鬆髂肌的伸展開始。

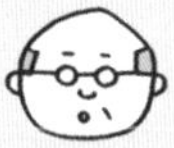

伊丹

「既然髂腰肌是由髂肌和腰大肌組成，那做一個能同時延展髂腰肌和髂肌的伸展不是更方便嗎？」

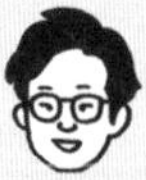

天道

「但這麼做的效果有限。肌肉之間其實是彼此重疊、相連的，像髂腰肌就是髂肌和腰大肌重疊在一起。

比起單做一套綜合的伸展，**一個步驟一個步驟來放鬆更能讓肌肉重疊的部分活動更加順暢**。而首先該放鬆的就是**位於最深處的髂肌**。」

放鬆髂肌的順序

躺著並抱住隨意一側的膝蓋，然後換腳。確認哪隻腳的大腿在伸直時無法貼地。當髂肌僵硬時，大腿通常無法貼地。

(1)將無法貼地的腳伸直，腳尖朝上。另一腳則屈膝踏地。

(2)觸摸骨盆時，會發現有個往兩旁突出的部位，稱為髂前上棘。

(3)試著用手指從髂前上棘下方10公分處，將肌肉向上撥。將突出的髂前上棘由下往上提。

(4)在將髂前上棘往上提時，腳跟著地，膝蓋往上提2～3公分，持續5秒。重複(1)～(4)的動作5次。

另一隻腳也做同樣的動作。伸展時別忘了要配合呼吸。

透過放鬆髂肌來鬆開深層肌肉

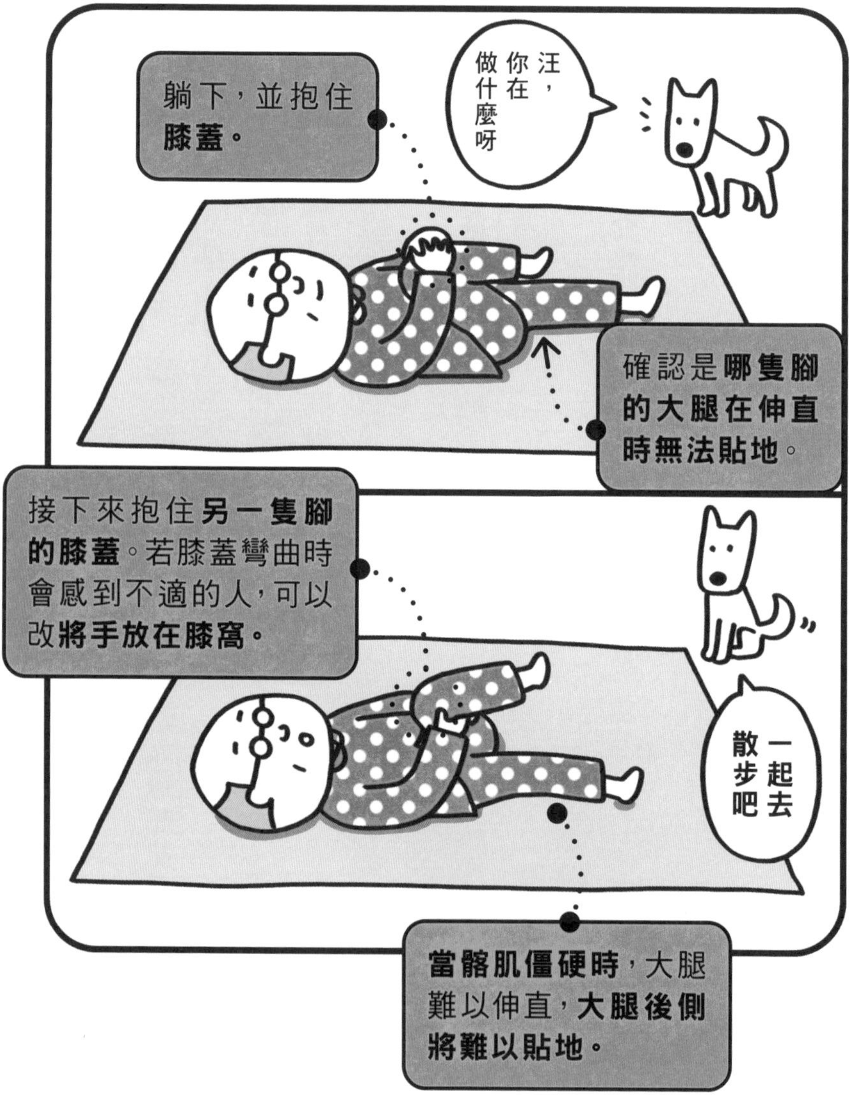

1
伸直無法貼地的那隻腿，並讓腳尖朝上。另一隻腳則屈膝踏地。
髂前上棘
從髂前上棘下方10cm開始向上摸索。
ズルズル
滑
骨盆向兩側突出的部分
2
將髂前上棘的突出部分往上提，過程中務必持續呼吸。
我們快去散步嘛
腳跟著地，膝蓋往上提2～3cm，持續5秒。

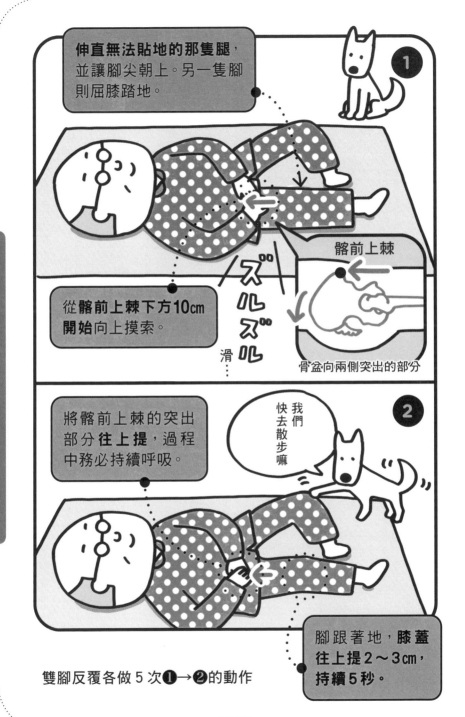

雙腳反覆各做5次❶→❷的動作

做完放鬆髂肌的伸展後，請再做一次最初的抱膝動作，確認大腿後側與地板的距離是否有減少。

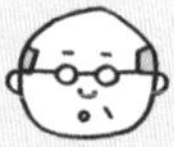

伊丹「這個伸展好簡單喔！真的能對髂肌起作用嗎？」

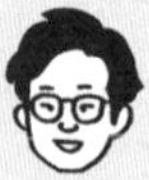

天道「就讓我向你說明這個伸展為什麼會有效吧。

髂肌連結了骨盆與大腿骨。當我們將膝蓋往上提時，**骨盆就會受到拉扯，並向前突出**。但由於伸展時，我們的手指按住了骨盆處的髂前上棘，**因此骨盆會向後**傾斜。

當髂肌緊繃、骨盆往前傾時，這股向後傾斜的力量會與之抗衡。整個過程就是一種伸展，能鬆開僵硬的肌纖維。」

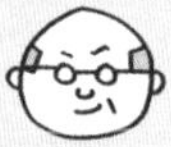

伊丹「原來如此。這個動作很簡單，感覺能每天持續執行。」

善用90度角用5秒鐘有效放鬆腰大肌

接下來要做的是「放鬆腰大肌」的伸展。放鬆腰大肌的伸展和放鬆髂肌的伸展一樣，必須先抱住膝確認哪隻腳的大腿在伸直時無法貼地。先從無法貼地的腳開始，再換另一隻。

假設抱膝確認後發現右腳大腿無法貼地。

(1) 將左膝拉近胸前。此時會稍微伸展到右側的腰大肌。

(2) 將右腳上抬至髖關節呈現90度的位置，讓膝蓋也彎曲90度。

(3) 花5秒將右腳從(2)的姿勢伸直後慢慢放下。

(4) 腳跟著地，再重複相同的動作。

雙腳各做5次(1)~(4)的動作

左大腿無法貼地的人請將右膝拉向胸部，並將左腳當成啞鈴的替代品舉起、放下。

神經壓迫麻痺型②

用腳的重量取代啞鈴來放鬆腰大肌

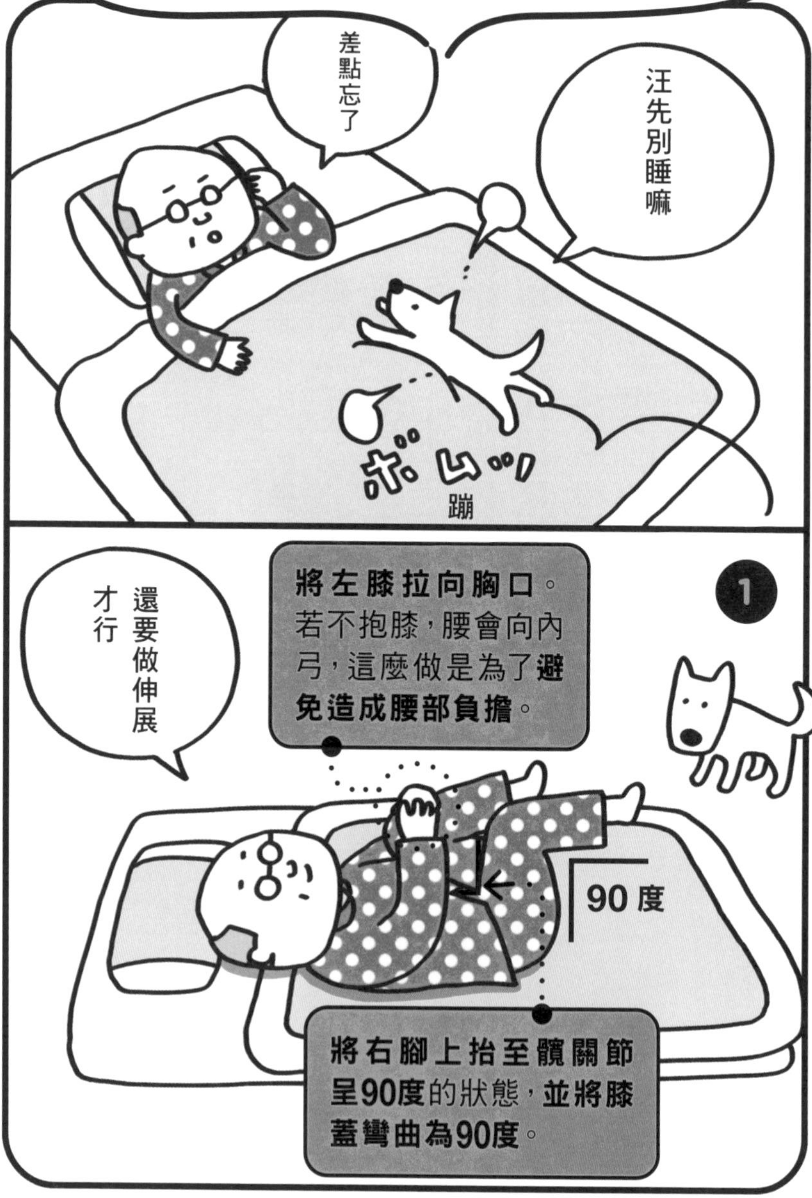

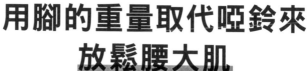

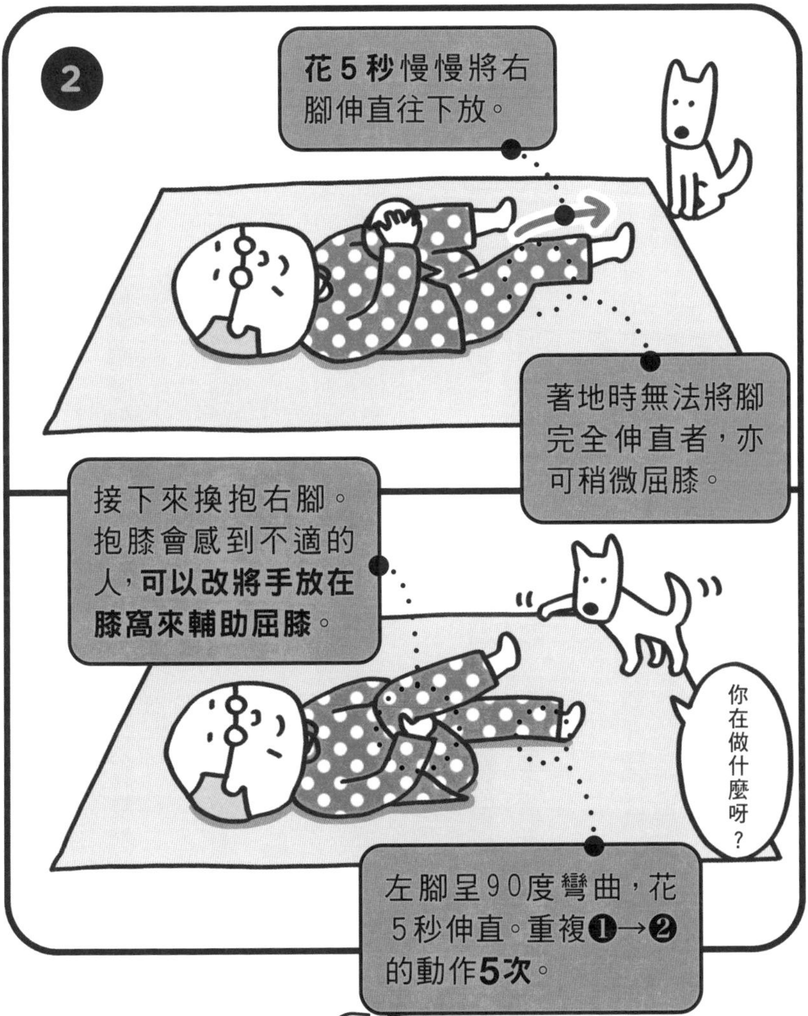
2
花5秒慢慢將右腳伸直往下放。
著地時無法將腳完全伸直者，亦可稍微屈膝。
接下來換抱右腳。抱膝會感到不適的人，可以改將手放在膝窩來輔助屈膝。
你在做什麼呀？
左腳呈90度彎曲，花5秒伸直。重複❶→❷的動作5次。

小重點！

90度、花5秒徹底放鬆

活動腰大肌、保持髖關節與膝蓋呈90度角。再花5秒慢慢放下腳，這樣就可以放鬆腰大肌的肌纖維。90度與5秒是最完美的角度與時間。

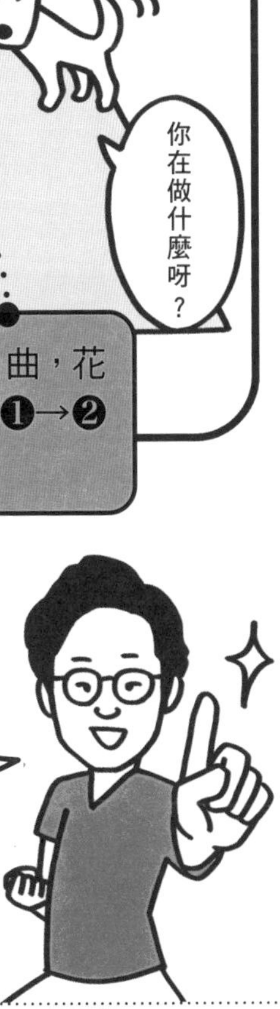

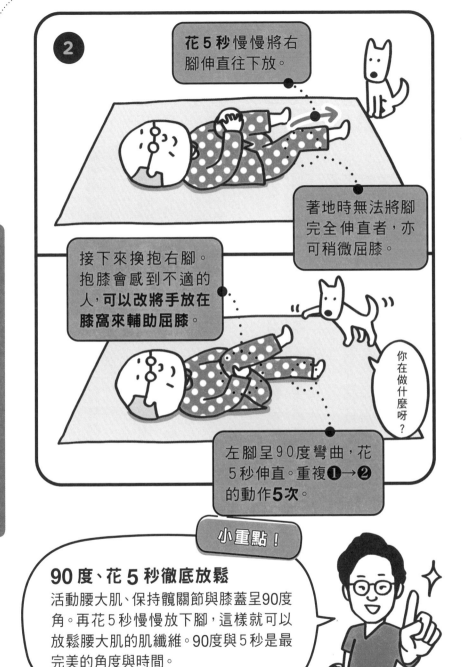

設定為90度與5秒的效果最佳

伊丹「當腳伸直時感到疼痛，無法完全伸直時該怎麼辦才好呢？」

天道「髖關節僵硬導致無法完全伸展的人請不要過於勉強，盡可能伸直即可。對抬腿、屈膝感到不適的人，可以將手放在膝窩來輔助屈膝。」

伊丹「這個伸展為什麼會有效呢？」

天道「之前我曾提過，舉起、放下啞鈴的動作能延展到肌肉。這項伸展的道理也是一樣的，**只是把啞鈴換成腳的重量**。藉此來放鬆腰大肌的肌肉纖維。」

伊丹「將腳放下的時候若腹部出力，花超過5秒慢慢放下，在著地前再度提起，應該能讓肌肉出更多的力，能達到更好的鍛鍊效果吧？」

天道「這可不行，這並不是用來鍛鍊肌肉的。很多人會為了鍛鍊肌肉而做著過於劇烈的動作，但最終卻傷了腰部。所以，**當你把腳放下時，一定要把它們放在地板上並放鬆。**

這個動作的目的是讓腰大肌好好放鬆，而不是拉傷它。這裡設定的90度、5秒，請務必遵守。」

以上是我針對神經壓迫麻痺型的患者所介紹的放鬆髂肌和腰大肌的伸展。

伸展時，可以先了解是哪一側的膝蓋在彎曲時比較輕鬆，並從較僵硬的那隻腳（大腿無法貼地）開始做「放鬆髂肌↓放鬆腰大肌」的伸展。

步驟如下：

(1) **單膝彎曲、伸直的右腳大腿無法貼地時，應該先從右腳開始做「放鬆髂肌↓放鬆腰大肌」2種伸展。**

(2) **再次屈膝，確認髖關節是否彎曲自如、大腿是否能貼地（應該會有所改善），之後再換左腳進行「放鬆髂肌↓放鬆腰大肌」的伸展。**

敲敲髖關節
舒展腎臟至腰大肌

敲敲髖關節也能放鬆髂腰肌，這是一種能讓腎臟變柔軟，並放鬆腰大肌和腰方肌的伸展。

伊丹「咦，腎臟？腰大肌和腎臟有什麼關係呢？而且我也是第一次聽到腰方肌這個名詞。」

大家或許都會有這樣的疑問。

腰方肌位於腰椎的左右兩側，從兩旁支撐著腰椎。腰方肌能協助我們擺出許多姿勢，讓身體做出向兩旁彎、向後仰等動作。

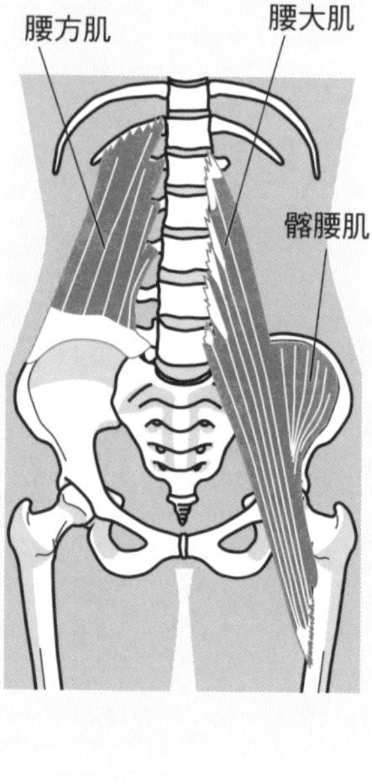

如果長時間維持向右彎曲的姿勢，或是後仰的動作，就會對腰方肌造成負擔。當腰方肌僵硬時，便會失去平衡導致腰痛。

因此，和腰大肌一樣，腰方肌也需要放鬆。

腰大肌位於腎臟的後方，透過內臟筋膜和腎臟相連。喝酒、過勞、睡眠不足將使腎臟變得疲憊、僵硬，有時甚至會下垂（老化也可能導致內臟下垂，使下腹突出）。當腎臟下垂時，便會拉扯到腰大肌，導致腰大肌緊繃、僵硬。由於腰方肌位於腰大肌後側，因此也會接收到壓力導致緊繃。

可以敲敲髖關節透過震動來刺激、舒展腎臟，及周邊的內臟筋膜；進而放鬆腰大肌。

敲敲髖關節的順序

請試著在躺下後，按壓肚臍與兩側骨盆突出處（髂前上棘）之間的中間點。按壓時若感到十分僵硬，甚至有痛感，就表示腰大肌和腎臟可能處於僵硬狀況。

(1) **伸直雙腿，將右腳擺在身體正中央的位置。**

(2) **將左腳腳踝跨在右腳腳踝上。此時右腳大腿外側會有一種緊繃感。**

(3) **維持(2)的姿勢，並敲敲右側的闊筋膜張肌。**

闊筋膜張肌位於大腿外側，約在褲子的口袋位置。

也就是搖晃右腿時會晃動的那塊骨頭與髂前上棘之間。請敲敲這個部位。

(4) **輕輕握拳敲擊，用1秒敲2次的速度敲80次左右。**

敲擊的震動會傳到腎臟放鬆腎臟與腰大肌，所以不需敲到感到痛的程度。

即便不知道闊筋膜張肌的位置也無妨。只要敲擊**大腿外側伸手可觸及的位置即可。**

敲完後請再次壓壓看當初壓了後感到僵硬、疼痛的地方。這時應該會發現雖然敲的是右側，但左側也變得柔軟了。

由於震動會傳遞，**所以只要敲擊右邊**就能傳遞到左邊。

神經壓迫麻痺型③

敲敲髖關節
震動腎臟、鬆開腰大肌

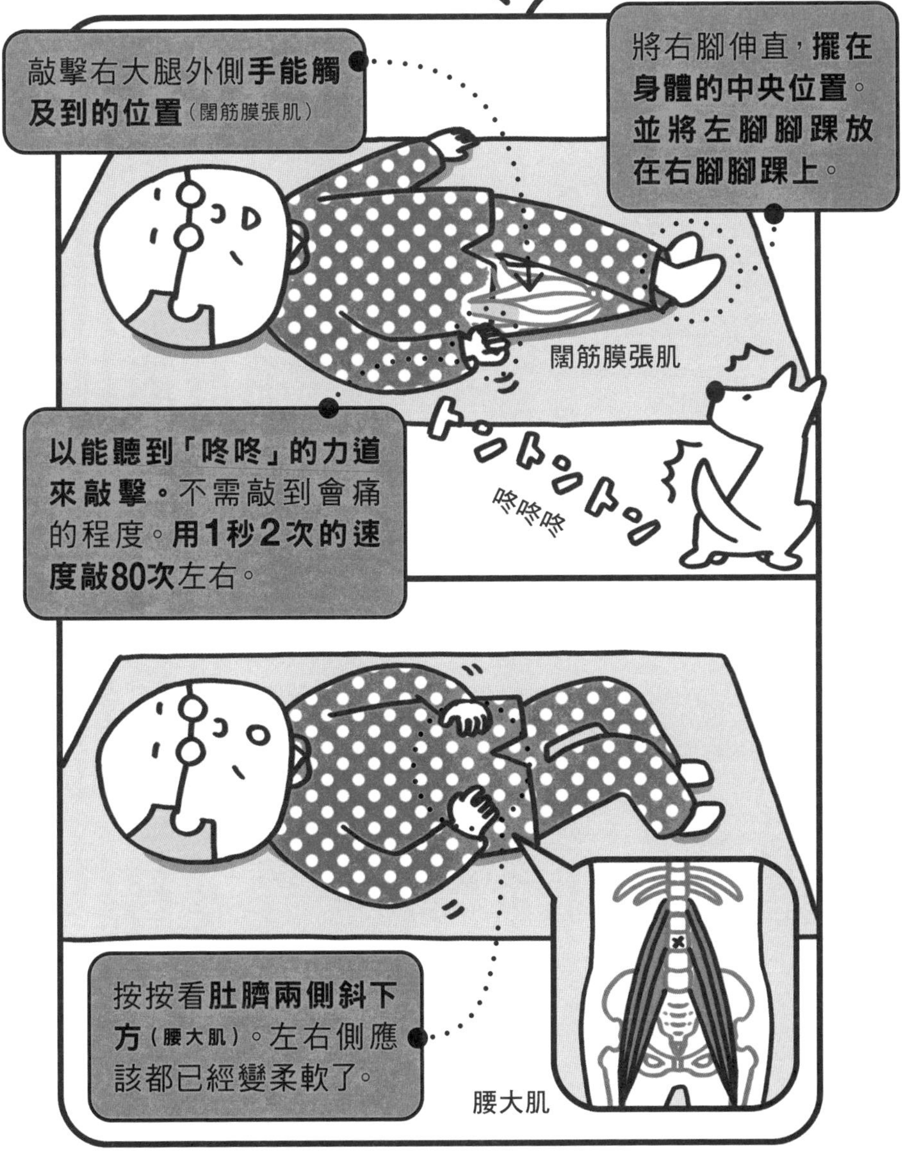
敲擊右大腿外側**手能觸及到的位置**（闊筋膜張肌）
將右腳伸直，**擺在身體的中央位置。並將左腳腳踝放在右腳腳踝上。**
闊筋膜張肌
以能聽到「咚咚」的力道來敲擊。不需敲到會痛的程度。**用1秒2次的速度敲80次**左右。
咚咚咚
按按看**肚臍兩側斜下方**（**腰大肌**）。左右側應該都已經變柔軟了。
腰大肌

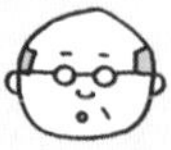

伊丹「既然目的是將震動傳至腎臟，那敲大腿的哪個位置應該都可以吧？」

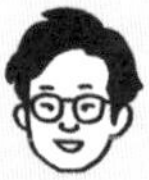

天道「那可不行。**闊筋膜張肌是輔助我們走路的肌肉**，但從字面上看它是一層包覆肌肉的膜。可以擴筋膜包覆的不只是肌肉，在骨頭、神經、血管和內臟間也有著相同的組織，統稱作筋膜。雞肉上不是都有一層白色的膜嗎？那就是筋膜。」

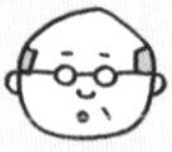

伊丹「原來雞肉上那層白色的膜，人體也有啊！」

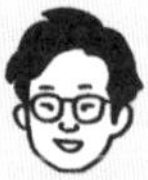

天道「沒錯。筋膜就像緊身衣一樣包裹著肌肉和內臟，使內臟之間有所連結。**因此當敲敲闊筋膜張肌後，刺激便會傳到全身**。由於腎臟與闊筋膜張肌的位置相近，更容易接收到震動。這也是我們必須敲闊筋膜張肌的原因。」

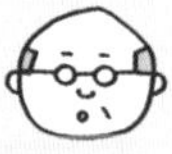

伊丹「敲完右邊後要換左邊嗎？」

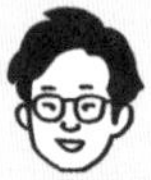

天道「**只要敲右邊就夠了**。因為震動會從右邊傳至左邊。而肝臟位於身體的右側，所以右側的腎臟會稍微偏下方一點。由於肝臟的體積較大，人體右側的比重會大於左側，也更容易受到震動。因此，敲擊右側能更有效率地將震動傳達到左右兩邊的腎臟。」

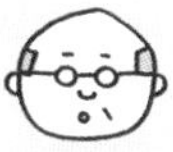

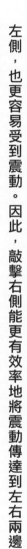

伊丹「震動還會傳到肝臟嗎？」

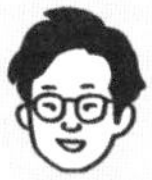

天道「是的。會傳到整個身體。」

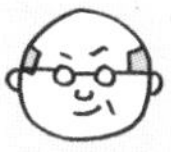

伊丹「這麼說來酒喝多時，或肝臟虛弱時做也有效嗎？」

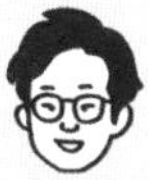

天道「能加強肝臟的運作效率！」

確認腎臟是否疲累的穴道

這裡再介紹一個穴道給大家，讓大家能輕鬆確認腎臟是否過於疲勞。

這個穴道就位於**左腳食趾與中趾之間**。按壓會**感到疼痛時，就代表你的腎臟很疲勞**。大家可以在做敲敲髖關節的伸展前後按壓穴道，確認疼痛程度是否有變化。

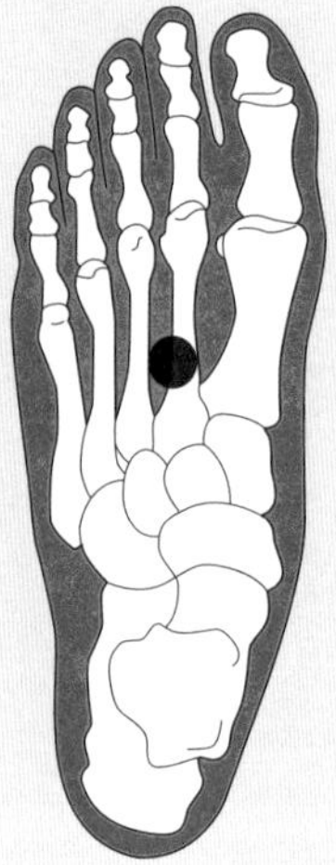

按壓方式

在敲敲髖關節之前，用大拇指用力按壓穴道。若沒有疼痛，就表示腎臟沒有問題，無需敲髖關節。若感到疼痛，就試著敲敲髖關節吧。敲完之後再按壓一次看看。感覺如何呢？敲完髖關節後再按壓穴道，痛感是否減輕了？敲完髖關節後，腎臟將變得柔軟，血液循環也會變好，能舒緩疲勞。因此按壓穴道時的疼痛感也會減輕。

放鬆髂腰肌後學習如何強化髂腰肌

在放鬆髂腰肌後，請試試看這個訓練吧。

特別是運動不足、長時間久坐辦公的人，更應該試試。

長時間坐在椅子上容易不自覺地開始駝背，姿勢慢慢變掉，成了不會用到髂腰肌的姿勢。

髂腰肌有出力時，將呈現挺胸、骨盆處於正位的姿勢。當時間一長，姿勢往往會開始變差，漸漸開始駝起背來。

處於這種姿勢時，骨盆會向後傾，髂腰肌也就無法作用了。如此一來會讓髂腰肌越來越僵硬，也就無法順利伸縮了。

當我們在未使用髂腰肌、駝背的狀況下想要站起來時，由於髖關節的前方處於緊縮、未伸展的狀況，所以腰部必須出力、後仰才能站起來。而這就是造成腰椎前凸的原因，使椎管逐漸變得狹窄。

強行伸展反而導致腰椎前凸的原因

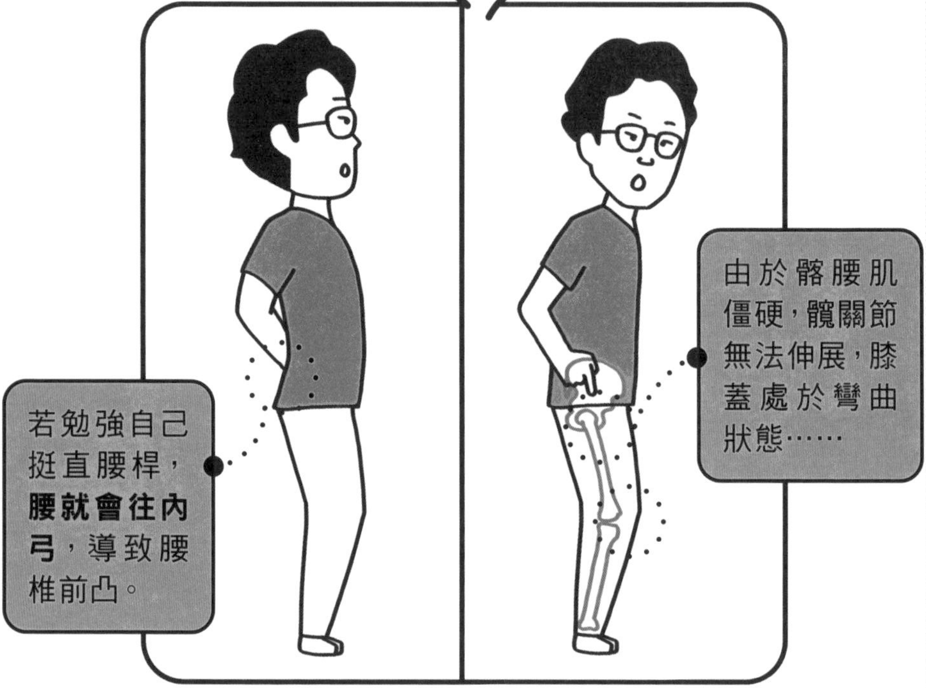
若勉強自己挺直腰桿，**腰就會往內弓**，導致腰椎前凸。
由於髂腰肌僵硬，髖關節無法伸展，膝蓋處於彎曲狀態……

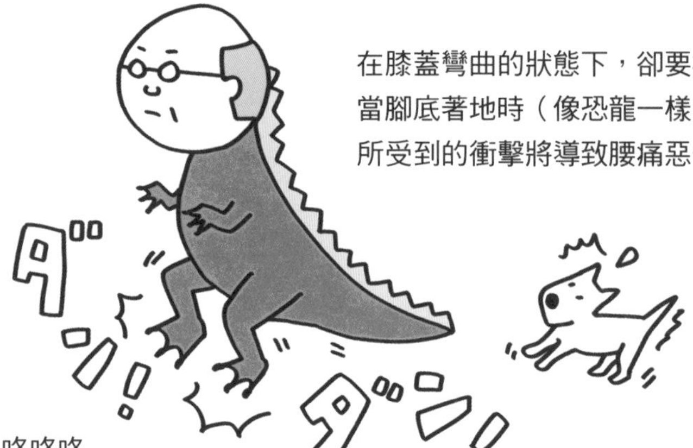
咚咚咚

在膝蓋彎曲的狀態下，卻要打直腰桿，當腳底著地時（像恐龍一樣的姿勢！），所受到的衝擊將導致腰痛惡化。

即使透過伸展放鬆了髂腰肌，但如果仍長期久坐、運動不足，使髂腰肌因僵硬而難以發揮功能的話，還是會出現腰椎前凸的問題。

接下來要介紹的鍛鍊方式其**目的並非鍛鍊髂腰肌，而是要讓髂腰肌發揮功能**。和一般的重訓不同，不需要舉起重物或負重。

(1) 先起立，確認哪隻腳比較難以舉起。較難舉起的那側，髂腰肌的功能會比較差，應從這隻腳開始訓練。

(2) 用骨盆正位的姿勢坐在椅子上。快速抬膝10次。抬膝時腳底距離地板5公分左右。

(3) 起立並試著抬腿。經過訓練的腳應該變得比較容易舉起了。再以正確的姿勢坐在椅子上，抬起另一隻腳的膝蓋。

光是這些動作就能改善髂腰肌的功能。但如果可以**配合網球的話，效果會更好**。選擇百元商店賣的網球即可。

用膝蓋夾住網球，然後抬10次膝蓋，如前述動作。

髂腰肌的強化訓練

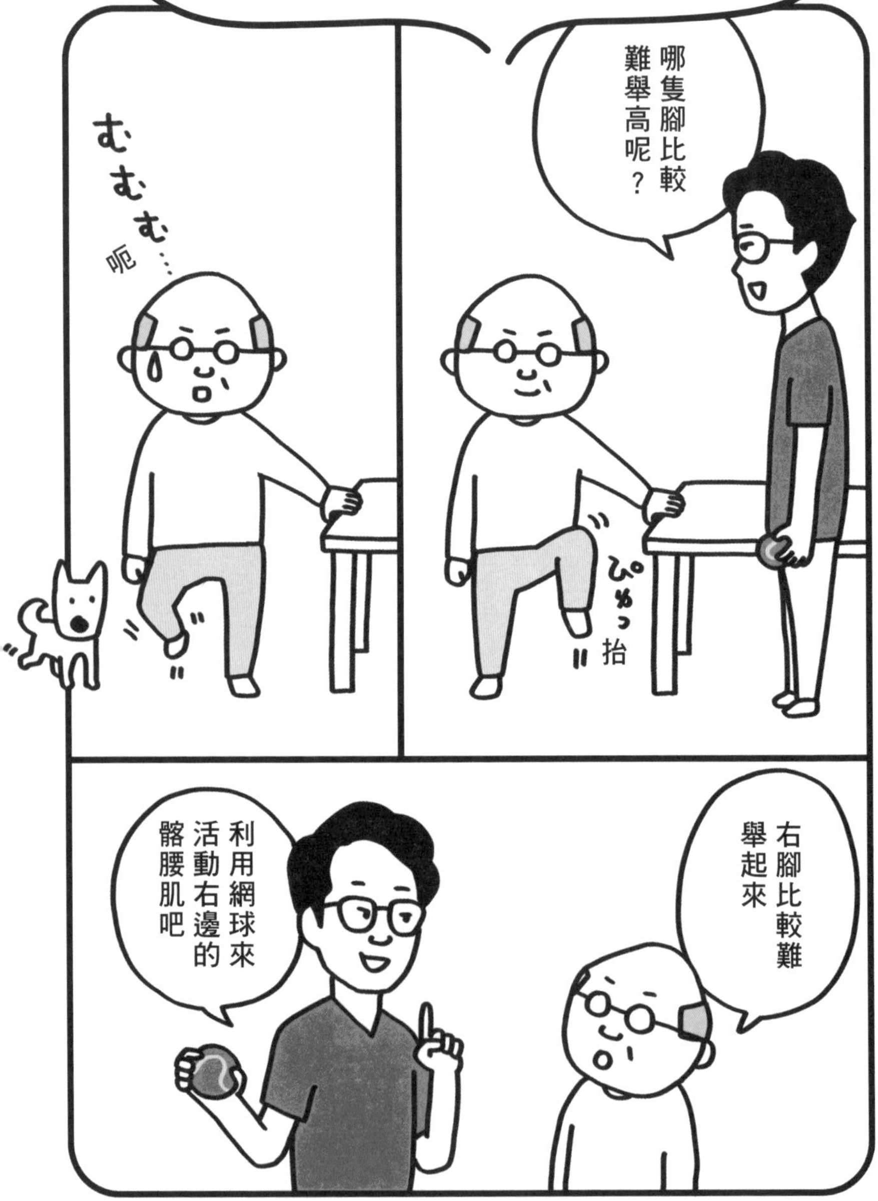
哪隻腳比較難舉高呢？
ぴゅっ
抬
むむむ…
呃
右腳比較難舉起來
利用網球來活動右邊的髂腰肌吧

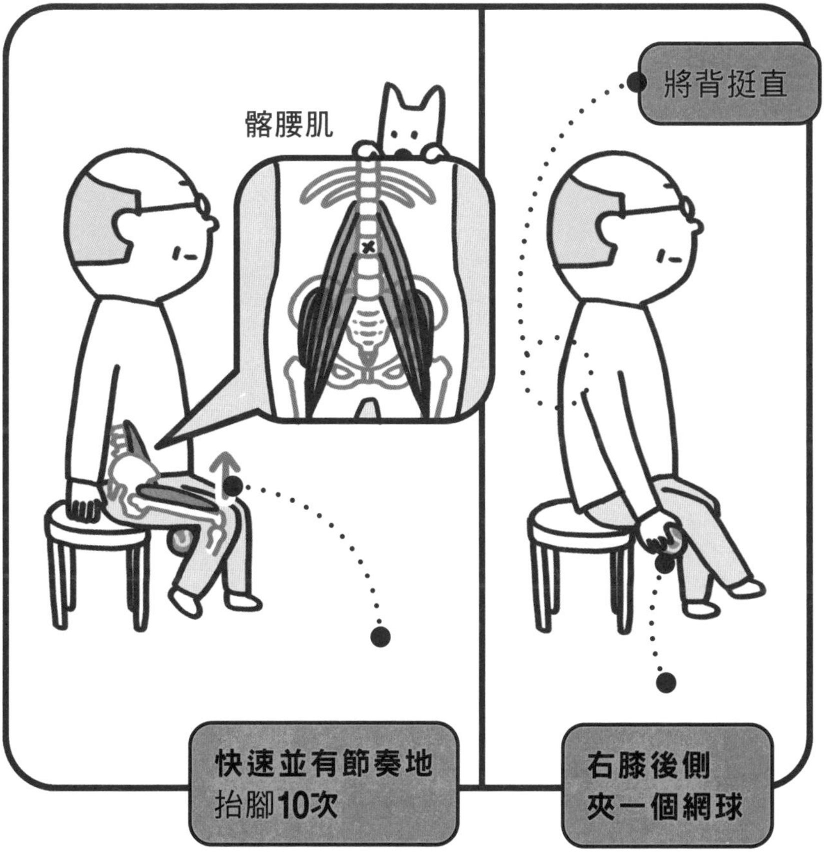
髂腰肌
快速並有節奏地
抬腳10次
將背挺直
右膝後側
夾一個網球

小重點！

夾一顆網球

為了不讓網球落地，腿的後側肌肉將開始運作。此外，夾著網球較難使用到前側的肌肉，因此將更容易使用到髂腰肌。

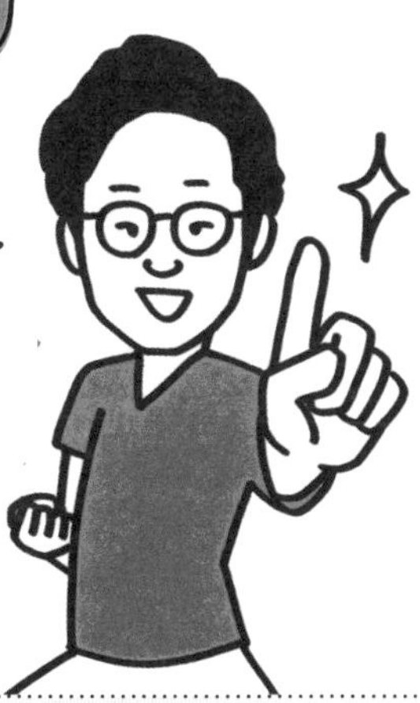

夾網球有效的原因

讓我來為大家說明夾網球之所以會有效的原因吧。

當膝蓋夾住網球時，大腿的後側肌肉將會開始運作以避免讓網球掉落，如此一來膝蓋前側的股直肌參與動作的比例就會降低了。

雖然抬起膝蓋的動作會用到大腿的前側肌肉和髂腰肌，**當前側肌肉的活動降低後，髂腰肌的參與度就提升了。**因此對活動髂腰肌十分有效。

第二章介紹了椎管狹窄症以及針對各種椎管狹窄症類型的伸展。

腰椎扭轉型的患者只要花2週，神經壓迫麻痺型的患者則需要花3個月。只要早晚按時執行勢必能改善腰痛及腳部麻痺的情形。（改善後仍持續伸展來預防復發尤佳）

混合型的患者則應該做腰椎扭轉型的伸展2週，在加上神經壓迫麻痺型的伸展3個月。

患有正牌椎管狹窄症的人可透過簡易日記來提振士氣！

正牌椎管狹窄症患者應該每天早晚做伸展，持續三個月左右。為了達成這個目標，在此推薦「簡易日記」這個方法給大家。

寫簡易日記就是**記錄自己能持續走幾分鐘，或用計步器計算每天走的步數**。只要事先決定好走路的時間和路線，就更容易判斷每天的狀態了。記錄的方式如下：

9/1	早上8點	遛小丸，從家裡散步到公園	5分鐘
9/2	同上		6分鐘
9/3	同上		8分鐘
9/4	早上11點	從家裡出發到最近的車站	6分鐘
9/5	早上8點	遛小丸，從家裡散步到公園	5分鐘

9/6	下午1點	去商店街	12分鐘
9/7	同上		10分鐘

冒牌椎管狹窄症則無需寫日記

許多冒牌椎管狹窄症的患者在腰椎扭轉的狀況改善後、關節囊恢復正常後，只要稍微進行伸展就不會痛了，或是已經迅速好轉了，因此無需寫簡易日記。

正牌椎管狹窄症患者寫日記的優點還有一個。由於正牌椎管狹窄症患者的髂腰肌幾乎都有問題。**當坐太久、受寒、缺乏活動、勉強自己走太久時，就會讓髂腰肌變得僵硬，即便當天的狀態很好隔天仍可能會變差。**

如果可以將實際情況記錄下來，就會察覺到這些變化。當不舒服出現時，就能確認髂腰肌是否變僵硬了，也能從中改變日常的生活習慣。關於日常生活的注意事項請見第三章。

正牌椎管狹窄症的患者每天的狀態可能出現好、壞變化，因此，**以週為單位來確認是否有改善即可。**

第3章

這種時候該怎麼辦？患者的煩惱Q&A

疼痛改善後該做什麼運動呢？

A 避免運動過度，建議一天走路30分鐘

輕鬆的伸展後症狀便能緩解的患者經常會問我這個問題，特別是喜歡運動、對體力很有自信的人，更希望能多活動筋骨。

但舉啞鈴等對身體負擔較重的重訓，可能會造成腰部疼痛。請記得，**年過50後，切勿做會讓肌肉過度酸痛的運動。**

有些患者在身體狀況好轉後，剛開始做瑜伽就又感到疼痛了。另外，若要打高爾夫請避免快速扭腰的揮桿動作，並放慢步調。

凡是運動都務必小心別做過頭。

我最推薦的運動是走路。

有些人認為每天走不到一萬步的話，腰、腳的力量會退化，其實不然。有腰痛問題的人若忍痛硬是走了一萬步，反而會使症狀加劇。就從**1週3～4天，每次30分鐘的輕鬆步調**做起吧。若走路後開始感到疼痛，也可將30分鐘分成3次，每次走10分鐘。總之，請不要勉強自己。

若膝蓋不會感到疼痛，則可以從爬樓梯開始。上樓梯或下樓梯都可以，但下樓梯其實很需要腳力。當有腳麻的症狀可能會不小心踩空。因此若擔心腳力不夠，可以只進行上樓梯的活動，下樓梯則以電梯或手扶梯來替代。對七、八十歲的人來說，這樣的運動量已經足夠。

在此提醒大家一些下樓梯時要注意的事項。長者在下樓梯時，常習慣讓身體的某側向斜前方傾、橫向下樓。腰椎向右扭轉者會習慣向右斜前方走；向左扭轉者則會向左斜前方。這種下樓梯方式很容易導致腰椎扭轉惡化，請大家**下樓時務必記得要將身體面向前方。**

我有駝背的習慣有什麼方法可以治好它？

A 透過肌肉訓練，鍛鍊腹橫肌

腹肌支撐著上半身的重量，負責讓身體維持著正確的姿勢。當腹肌的力量不夠時，就容易出現駝背、腰椎前凸。就算改善了，當腹肌的力量不足時，還是可能使症狀復發。

所以就讓我們來鍛鍊腹肌吧。雖然稱為訓練但其實動作並不難，這個訓練叫做「捲腹」。只需從躺著的狀態抬起上半身，**是一種可以躺著做，不會造成腰部負荷的「輕鬆肌肉訓練」。**

接下來將簡單向大家介紹一下腹肌的構造。腹肌由前面的腹直肌、兩側的腹斜肌，以及位於腹斜肌底下的腹橫肌所組成。

腹橫肌有如緊身衣一般包覆著內臟，幫助我們維持姿勢。例如在提重物時，腹橫肌就會凹陷以提高腹壓。若腹橫肌的力量不足，我們將難以維持姿勢，加劇了腰椎的負擔。提東西時腹部無法出力，將導致腰痛。

因此我們必須鍛鍊腹橫肌。但腹橫肌屬於深層肌肉，抬起上半身的捲腹動作雖然能訓練到淺層的腹直肌，對腹橫肌卻沒有什麼效果。

所以請大家務必試試看下一頁介紹的**對腹橫肌有效的輕鬆肌肉鍛鍊**。

(1) 躺下、雙腳踩地，使腰部壓向地板。不知道該怎麼做的人可以先將手放到腰部後方，使腰部壓往手。

(2) 如(1)的方式、1秒1次的頻率反覆下壓20次，若感到吃力，可以先從10次開始做起。

請不要停住呼吸，要趁腰部下壓時吐氣。

躺著鍛鍊
維持姿勢的腹橫肌

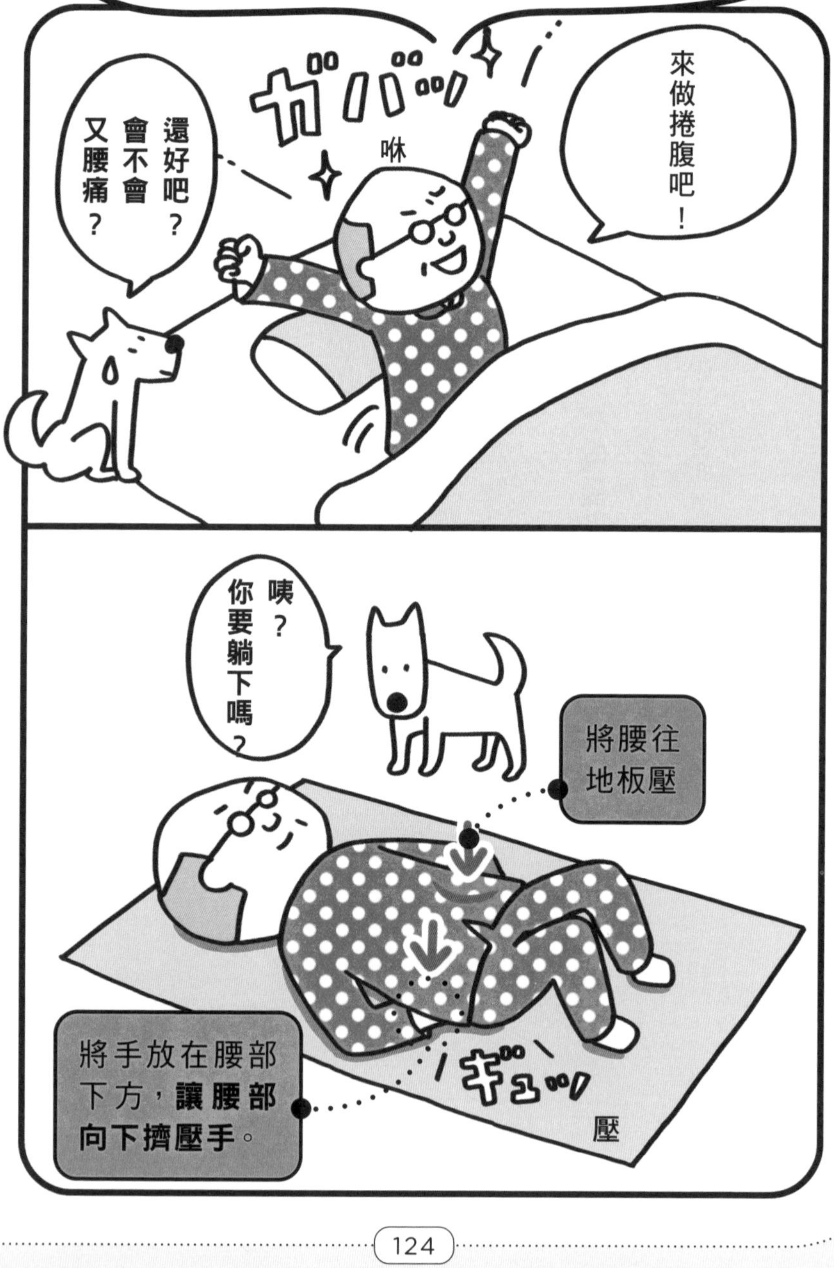
來做捲腹吧！
ガバッ
咻
還好吧？會不會又腰痛？
咦？你要躺下嗎？
將腰往地板壓
ギュッ
壓
將手放在腰部下方，**讓腰部向下擠壓手。**

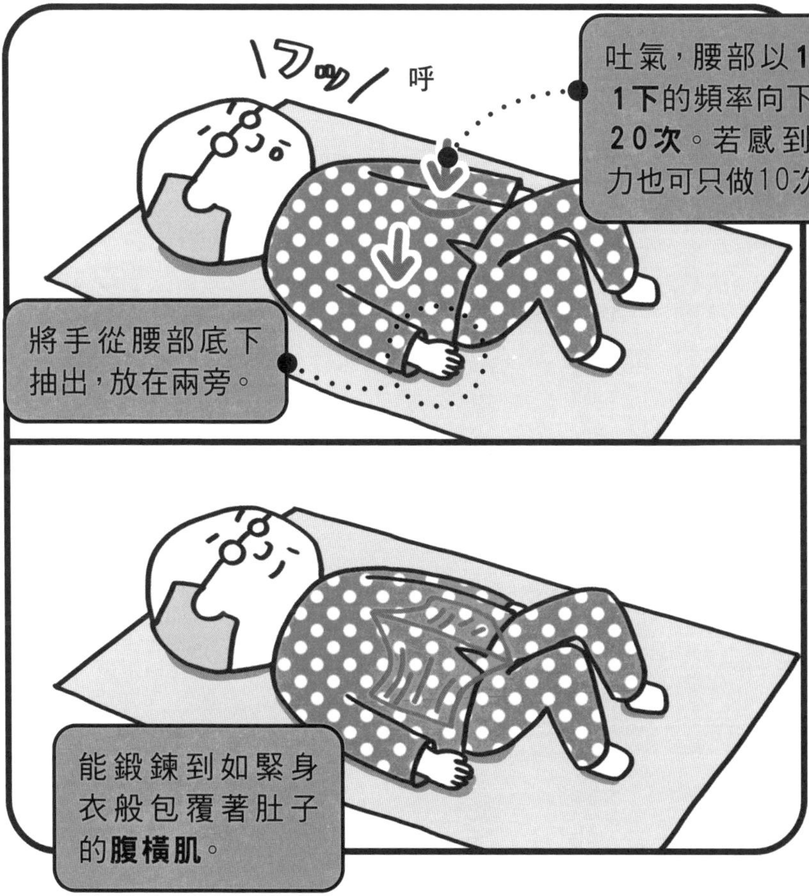
フッ 呼
吐氣，腰部以**1秒1下**的頻率向下壓**20次**。若感到吃力也可只做10次。
將手從腰部底下抽出，放在兩旁。
能鍛鍊到如緊身衣般包覆著肚子的**腹橫肌**。

小重點！

在鍛鍊肌肉時不要停止呼吸

當我們停止呼吸時，氧氣將很難在體內循環！在腰部下壓時吐氣，停止下壓時吸氣。

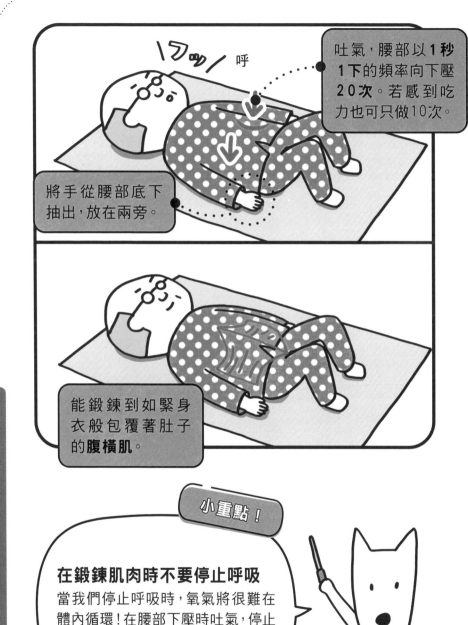

為了避免疼痛復發平時該注意哪些事？

A 請多留意平時的動作、坐姿、站姿，以及走路的方式

有些人久坐不動後會開始出現疼痛的狀況。從旁觀察的話，會發現他們的脊椎多半呈一直線，而非些微的S曲線。

一般來說，從側面看脊椎時，脊椎會呈現微微的S型曲線，**S型曲線有著彈簧般的效果，能減緩上下震動所帶來的衝擊。**當曲線消失時，震動就會直接衝擊到椎體間具緩衝作用的椎間盤，導致腰痛。

使脊椎變直的原因之一，就是駝背的坐姿。長年維持這種坐姿就會導致脊椎呈現圓弧狀，讓原本的S型曲線逐漸消失。

因此，我希望大家能多多留意自己的坐姿。**首先應戒掉坐在地板上的習慣。**需要坐下時，請務必坐在椅子上；且不應整個人靠在椅背上，而是穩穩地坐在坐骨上。如此一來，便能自然地使背部挺直，改善駝背的狀況。

下一頁的插圖將說明正確的坐法。

(1) 坐著將手高舉，並望向天花板。

(2) 放下雙手，頭部恢復正位。這個姿勢便是坐在坐骨上的坐姿。

此時的骨盆應呈現立起的狀態，且坐姿端正。

許多人坐在椅子上時會習慣性的翹腳。也有一開始坐姿很端正，但不知不覺間就開始翹腳了。**有翹腳習慣的人，多半也有腰椎扭轉問題。**因為當腰椎呈現扭轉狀態時，翹腳姿勢較容易保持平衡，坐起來也比較輕鬆。就讓我們用輕鬆的伸展來導正扭轉問題，並戒掉翹腳的習慣吧。若無論如何都戒不掉的話，**請記得要偶爾換邊翹。**

教你「正確」坐姿
學會如何坐在坐骨上

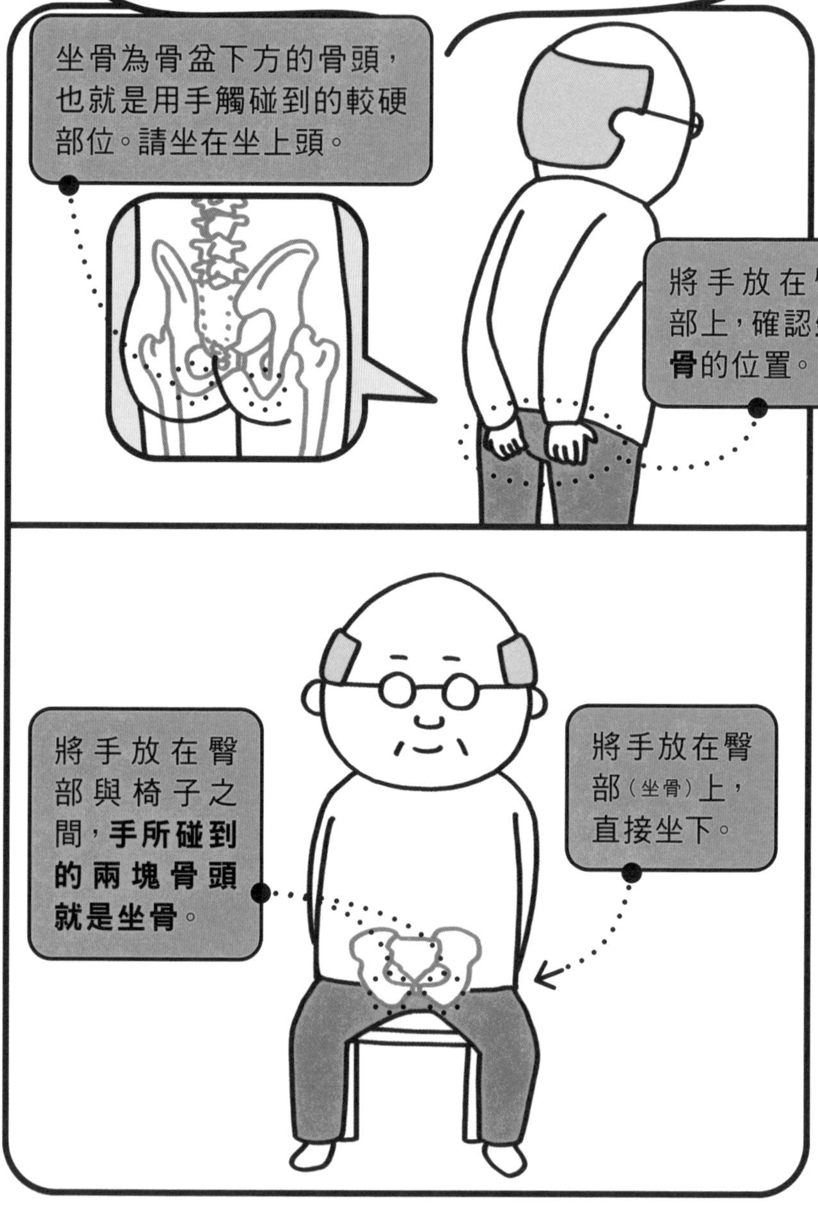
坐骨為骨盆下方的骨頭，也就是用手觸碰到的較硬部位。請坐在坐上頭。
將手放在臀部上，確認**坐骨**的位置。
將手放在臀部與椅子之間，**手所碰到的兩塊骨頭就是坐骨**。
將手放在臀部（坐骨）上，直接坐下。

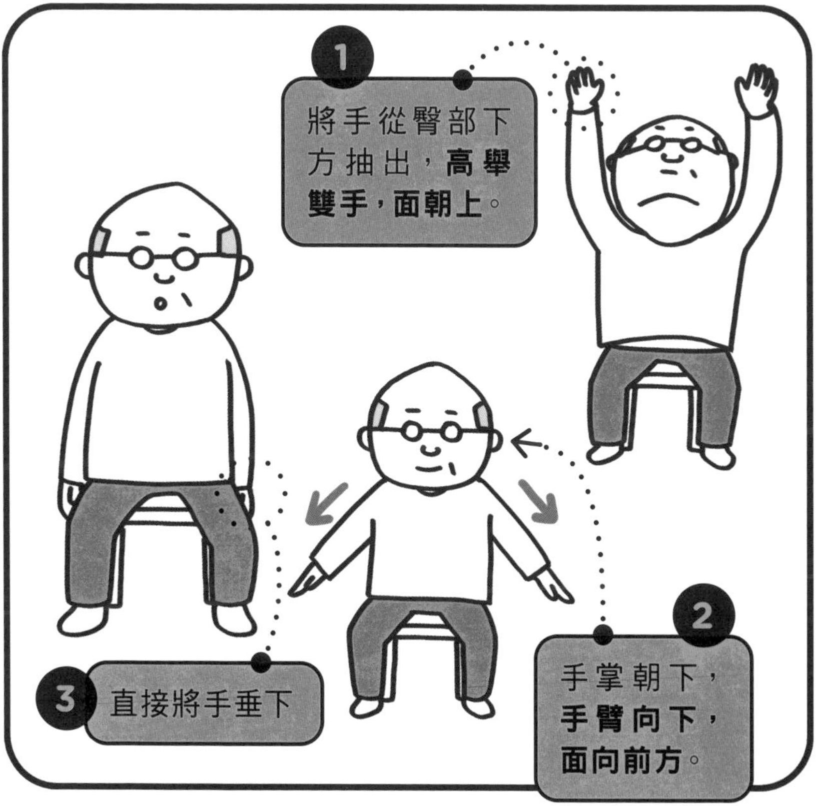

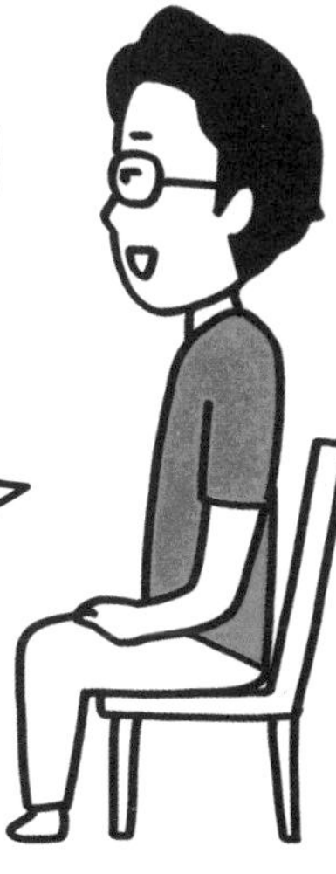

小重點！

可以靠椅背嗎？

「坐在坐骨上」是一種不會造成身體負擔的坐法。若確實坐在坐骨上，則可以靠在椅背上沒問題。此時就算不將整個身體都靠在椅背上，也會坐得很輕鬆。

腹部微微出力，採取不會使腰椎前凸的站姿

當骨盆前傾就會使腰椎前凸，導致椎管狹窄症。雖然希望大家都能做到**有意識地讓骨盆向後傾**，但做起來真的不容易。

有些人會建議「站立時腹部要用力」。話是這樣說沒錯，但要長時間維持縮小腹、腹部用力的姿勢也不簡單。要是腹部過度用力，反而會變成很奇怪的姿勢。

133頁將會以具體的插圖來說明正確的腹部用力力道。

(1) 請站在牆壁前，手掌貼在牆壁上。

(2) 當手掌輕推牆壁，就會發現腹部其實有稍微出力。請維持這個狀態，並將手離開牆壁，向前走。

如此一來，腹部便會微微出力，骨盆不會前傾，減輕腰椎前凸的狀況以及腰部所承受的負擔。走一陣子後若發現姿勢跑掉了，請再次用手掌貼牆壁來確認姿勢。

穿高跟鞋時由於腳踝位置變高了，容易導致骨盆前傾、腰椎前凸。因此有腰椎前凸問題的人，請儘量穿鞋跟較低的鞋子。

腰痛的人請勿刻意挺胸，走路時務必抬起大腿

有些人會以為挺胸走路才是正確的走路姿勢。但這個姿勢會使我們拱背，讓腰椎前凸。如此一來，便會讓椎管狹窄症的患者以及有腰痛症狀的人感到疼痛。**其實無需挺胸走路。**

走路時，應如前述所介紹的方式：腹部微微出力，抬起大腿，以腳底板蹬地的方式來走路。

若在起立、開始走路等動作的啟動時感到疼痛，很可能是關節僵硬造成的。久坐、長時間站著工作等長期維持相同姿勢時，關節就容易變得僵硬，也可能會閃到腰。

因此**每30分鐘就變換一次姿勢吧。**在久坐或在久站後，可以試著站起來走動一下變換姿勢，或是做個輕鬆的肌力訓練。總之，請務必換個姿勢、活動一下身體。即使**只有腰部、肩膀活動個5秒也可以。**

教你「正確」站姿
改善腰椎前凸的問題

腰椎前凸的特徵

- 頭部和脖子向前傾
- 脊椎的 S 曲線過大
- 臀部向後突出
- 膝蓋向前突出
- 駝背

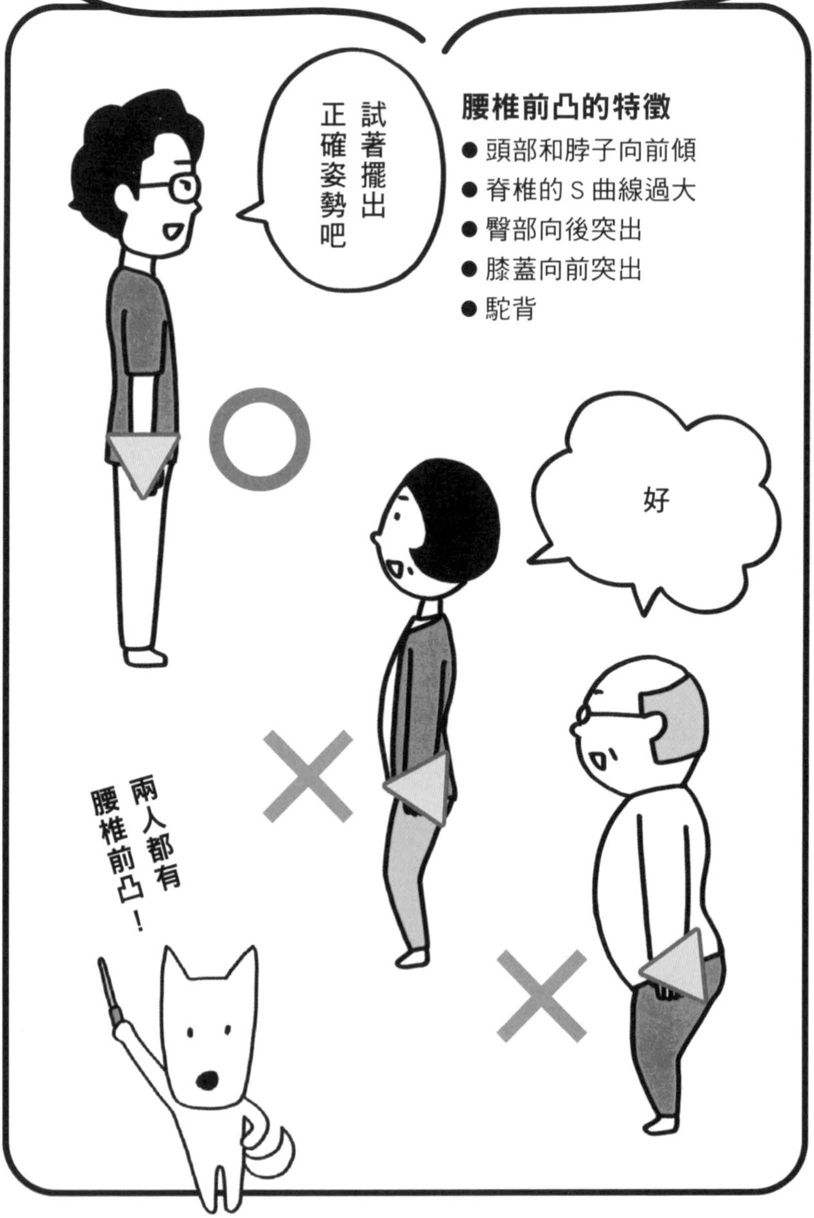

試著擺出正確姿勢吧
好
兩人都有腰椎前凸！

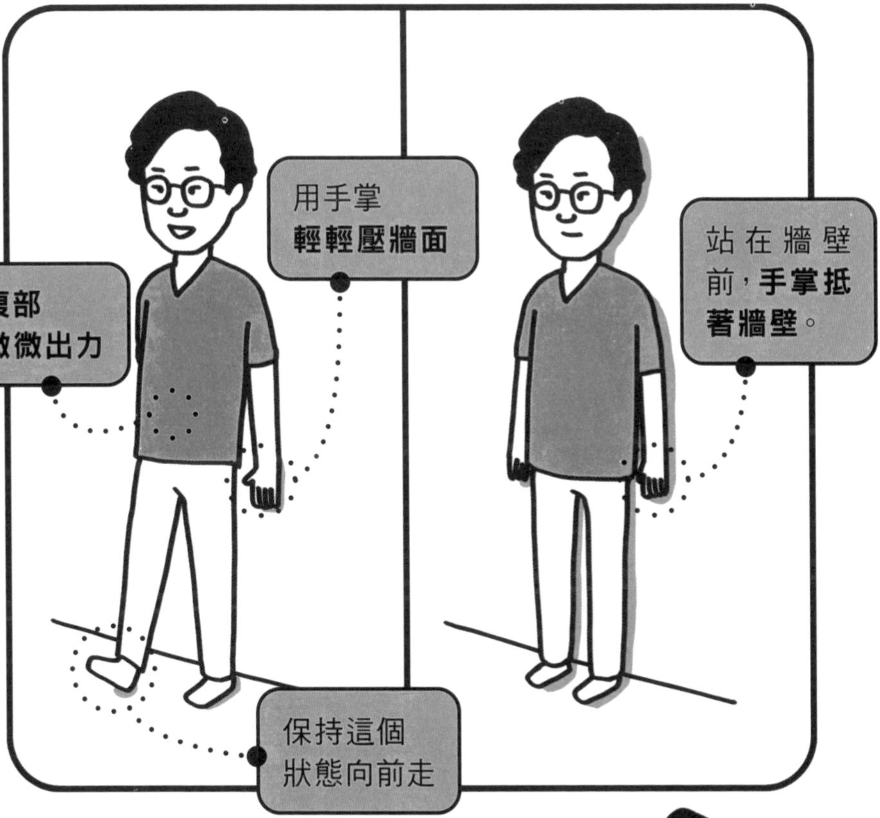
站在牆壁前，手掌抵著牆壁。
用手掌輕輕壓牆面
腹部微微出力
保持這個狀態向前走

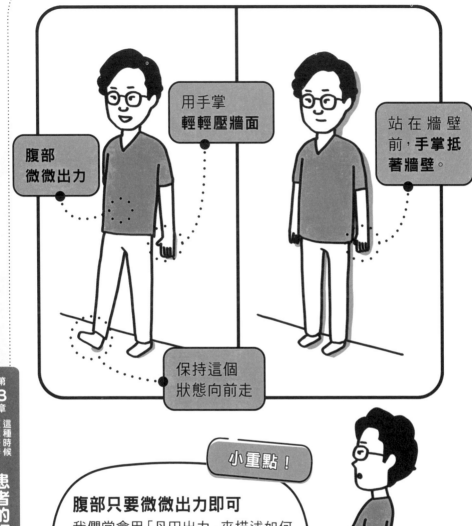

小重點！

腹部只要微微出力即可

我們常會用「丹田出力」來描述如何做出正確的姿勢。若無法意會丹田出力的意思，可以將其理解為腹部微微出力。為了避免腰椎前凸，稍微用力即可。

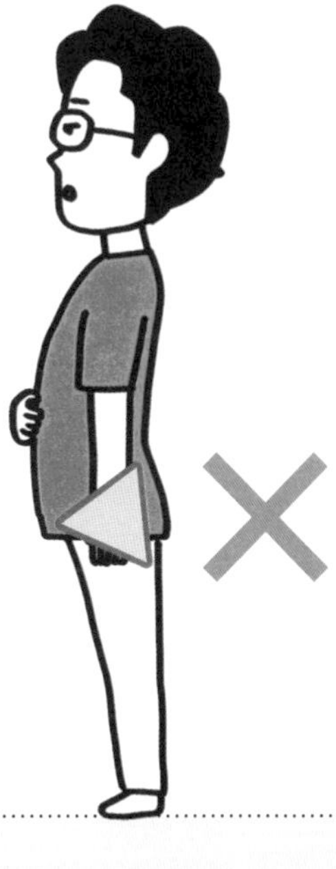

過重會造成膝蓋和腰部負擔到底該如何減重呢？

A 了解自己需要多少熱量，無需刻意減少熱量攝取

人到了中年就算用相同的方法減肥，也不像年輕時那樣容易瘦下來。這是因為年輕人和中年人每天消耗的熱量不同所致。

因此，我們應該先掌握**現在的每天應攝取熱量。**

每天所需的熱量分為維持生命所需的基礎代謝（BMR）和總消耗熱量（TDEE）。BMR再加上每天從事運動、家事、工作等活動所消耗的熱量，就是TDEE。只要搜尋TDEE便能找到計算這些數值的網站。

就以伊丹先生為例，在這個網站輸入**75歲、男性、身高162公分、體重70公斤、每週散步3～5次**，來說明用計算熱量來減重的概念吧。

將伊丹先生的資料輸入網站後，得知BMR約為1377，TDEE約為2135。

若伊丹先生維持過去的飲食方式便能維持現在的體重；若攝取更多的熱量則會變胖；攝取較少則會變瘦。

若將年齡改為20歲，其他條件相同，則BMR約為1690，TDEE約為2619。只是年齡不同而已，BMR就差了約300卡，TDEE則差了整整500卡。

從數字來看，可以發現伊丹先生有點肥胖的問題。

減重的目的是減掉脂肪，**每個月減掉2公斤的脂肪是較為合適的方式。**若超出這個數字，則可能減掉肌肉。

如何計算總消耗熱量「TDEE」

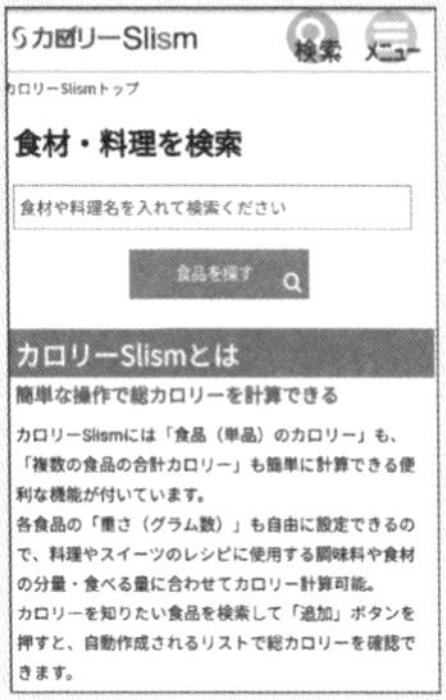

卡路里 Slism
https://calorie.slism.jp

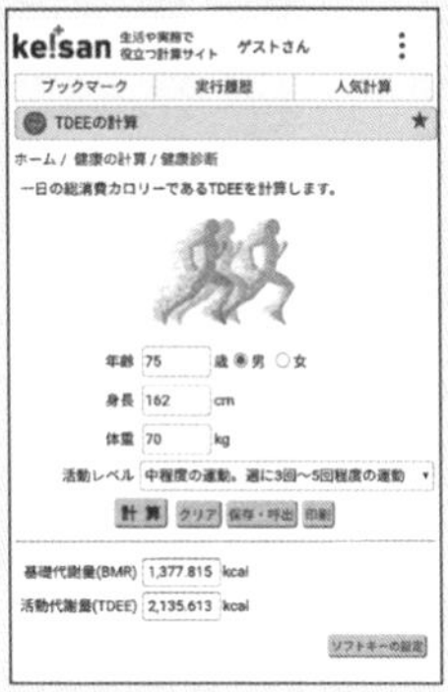

計算 TDEE
https://keisan.casio.jp/exec/system/1567491116

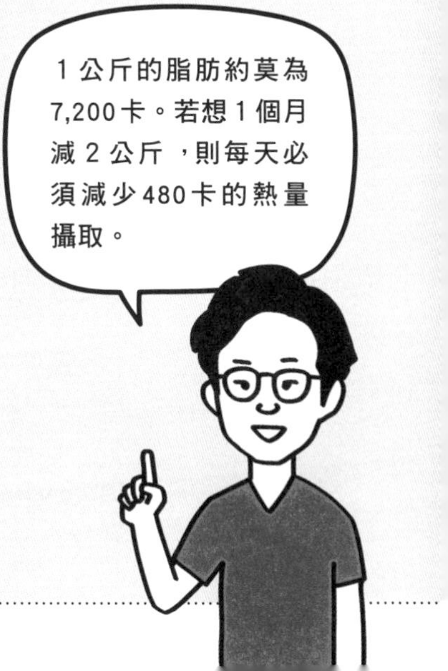
1公斤的脂肪約莫為7,200卡。若想1個月減2公斤，則每天必須減少480卡的熱量攝取。

每公斤的脂肪約莫為7千200卡，2公斤就是1萬4千400卡。一個月要減2公斤的話，除以30，**每天必須減少熱量攝取480卡。**

伊丹先生的TDEE約為2135，扣掉480卡後約為1655卡。只要將攝取的熱量持續控制在這個範圍內，大概1個月就能減掉2公斤的體重了。

如果所攝取的熱量低於BMR的話，那就要放慢減重速度（從1個月減2公斤變成減1公斤），或是增加運動量。

在計算熱量時，請參考食品包裝上印刷的資訊。計算蔬菜、魚肉類等食材的熱量時可以參考*カロリーSlism這個網站。這個網站可以幫你計算食材的卡路里。

千萬不能為了吃甜食、喝酒就減少正餐的份量。這樣會導致蛋白質、鈣質、維他命等營養素攝取不足。請大家儘量多攝取富有蛋白質的雞蛋、魚、肉等食材。

*カロリーSlism：https://calorie.slism.jp/

Q5

靠動手術、伸展運動來舒緩疼痛後是否就不再需要伸展了？

86、88頁中介紹了可以坐著做的伸展給腰椎扭轉型椎管狹窄症患者。而神經壓迫麻痺型椎管狹窄症患者就算動手術擴張了椎管，只要髂腰肌的僵硬狀態持續維持著，則很可能出現腰椎前凸，導致椎管狹窄症復發。

為了避免復發，希望大家能儘量持續進行第二章中所介紹的伸展。

Q6

按摩、針灸和伸展有相同的效果嗎？

年過50後，肌肉的狀態與年紀輕時完全不同了。用力拉扯身體、以強烈的力道來按摩、拉筋、矯正身體，很可能會讓肌肉受傷。

雖說針灸有可能可以減緩疼痛的程度，但卻無法放鬆僵硬的肌肉。

按摩、針灸只是外界的刺激，無法對深層肌肉產生效果。**伸展能透過震動從內部刺激肌肉。**針對腰椎扭轉和放鬆髂腰肌等訴求，這種伸展不但不會對身體造成負擔反而還更有效。

Q7 腰椎滑脫會造成椎管狹窄症嗎？

腰椎滑脫是一種椎骨位移的症狀。當位移的椎骨壓迫到椎管就會造成椎管狹窄症。當椎管壓迫到神經時，就會產生疼痛。造成腰椎滑脫症的原因之一就是腰椎前凸。**因此，腰椎滑脫症的患者也能運用第二章所介紹的依症狀類別找出適合的伸展方式。**這些伸展方式也能預防腰椎滑脫。

Q8

早上起床時身體好疼喔！為什麼？

在減輕腰痛的過程中，有時會發生這種情形。造成這種狀況的主要原因是仰睡的時間變長了。當身體感到疼痛時，會因為疼痛而無法仰睡。當疼痛改善後，能仰睡的時間就會拉長，造成腰部的負擔變大。因此會在起床後出現腰痛的情形。

此時可以選擇側睡，或是在膝蓋底下墊枕頭來減輕腰部負擔。

當疼痛減緩想要開始運動時，請先選擇輕度運動。之後再視身體狀況慢慢拉長運動時間，或是提升強度。

Q9

每週3次，每次30分鐘的散步讓我的膝蓋好痛喔

過去沒有走路習慣、較不常運動的人，腳部的肌力較弱。當腰痛減緩、能持續行走的路程變長時，將會增加膝蓋的負擔導致膝蓋疼痛。**此時請不要放棄走路，應該試著縮短走路的距離及時間來降低膝蓋的負擔**。視膝蓋的狀況持續保持走路的習慣，待肌力恢復後，膝蓋的疼痛感自然也就慢慢消失了。

Q10

透過伸展解決腳麻的問題後腰卻開始痛了，為什麼？

做緩解髂腰肌僵硬的伸展（針對正牌椎管狹窄正患者的伸展）能改善椎管狹窄症的症狀，使神經不再受到壓迫，讓腳部的麻痺症狀逐漸消失。

若做了上述的伸展後仍然感到**腰部疼痛，原因可能是腰椎扭轉。**

髂腰肌是塊位於脊椎下方的肌肉，很接近腰椎。**髂腰肌僵硬的人，也較容易出現腰椎扭轉的問題。**

若有此症狀請做蹬腳跟、拍臀部伸展，來矯正腰椎扭轉。

Q11 解決疼痛問題後麻痺感卻沒有消失

下肢麻痺可能末梢神經損傷了。

即便動了手術，仍需要花時間讓末梢神經復原。有些人的復原時間甚至會到2年以上，損傷嚴重的人甚至無法恢復。

雖然會感到些許的麻痺感，但只要不會對日常生活造成影響，**應該試著不要過度在意麻痺感，時常保持樂觀正向的態度。**

結語

本書中詳盡介紹了正牌、冒牌的椎管狹窄症。但在寫這本書時，我其實非常猶豫。因為我是個整復師，而不是醫師。患者經醫院診斷為椎管狹窄症，但我卻說他得的是「冒牌」貨，這樣真的妥當嗎？

但在我的整復院中，幾乎每天都有這樣的患者造訪，並表示明明MRI照出的結果是椎管狹窄症，也接受了手術治療但疼痛卻遲遲未獲緩解，或是疼痛復發……等等。

在為這些患者施術時，我發現了椎管狹窄症的疼痛有「正牌、冒牌」之分。（雖然稱作正牌、冒牌，但並不表示醫院誤診，而是依據症狀來稱呼的）

應對正牌、冒牌椎管狹窄症的保健方式並不同。同一套方式無法改善所有的症狀。因為我想向大家宣導這樣的觀念才會決定要出版這本書。

本院有許多在別的地方接受了過度的施術，而導致症狀惡化的患者（差不多有3百人）。施術過度是指透過整骨、按摩、針灸等方式強烈刺激患部，導致症狀惡化。

當啟動某一個動作時會感到劇烈疼痛時，很可能是源自腰椎扭轉的冒牌椎管狹窄症，而非正牌的椎管狹窄症。這種狀況下，若再給予強烈的刺激可能會導致腰椎的扭轉惡化，疼痛感當然也會更加劇烈。

許多患者為了使症狀好轉，甚至會要求「痛一點也無所謂，請用力一點、按久一點沒關係」。會有這種想法也無可厚非，但在強烈刺激數十分鐘的施術下，別說是好轉了甚至都有惡化的風險。因此，**時間短，且溫和的施術最為合適。**

我寫這本書的目的之一也是為了宣導這個觀念。

在寫這本書時我從父親，也就是長期耕耘椎管狹窄症療法的白井雄彥前院長那裡得到許多寶貴建議，因此我想藉這個機會感謝他。

我的YouTube頻道中也有許多改善疼痛的伸展方式。若試過之後仍未好轉時，歡迎光臨本院。

白井天道

西住之江整復院院長

◎YouTube點閱次數達600萬次的超人氣整復、針灸師。從自身經驗（閃到腰導致坐骨神經痛），發展出針對腰痛、腳部麻痺等症狀的治療方式。致力於治療「椎管狹窄症」、「椎間盤突出」、「腰椎滑脫」等腰椎疾病，目前受惠人數已達到95000人次。

◎發揮父子兩代近35年的臨床經驗，開發出「白井法」。擁有高超技術，連藥物及打針都束手無策的疼痛、麻痹症狀都能大幅改善，甚至讓患者不需動手術。患者對整復院好評不斷，留下高達800多則的經驗談。

◎在中國的上海醫科大學，學習最正宗的針灸技術。此外也深耕於指壓、氣功、日本傳統整復等領域，不斷開發獨有的治療方式。

STAFF

執筆協力　小川美千子
設計　あんバターオフィス
插畫　伊藤美樹
人體圖　篠宮よう

TYPE BETSU SHINDAN DE NENAGARA NAOSU SEKICHUKANKYOSAKUSHO

依據個人症狀！
躺著改善椎管狹窄症

出　　版／楓葉社文化事業有限公司
地　　址／新北市板橋區信義路163巷3號10樓
郵政劃撥／19907596　楓書坊文化出版社
網　　址／www.maplebook.com.tw
電　　話／02-2957-6096
傳　　真／02-2957-6435
作　　者／白井天道
翻　　譯／李婉寧
責任編輯／陳鴻銘
港澳經銷／泛華發行代理有限公司
定　　價／360元
初版日期／2023年9月

國家圖書館出版品預行編目資料

依據個人症狀！躺著改善椎管狹窄症 / 白井天道作；李婉寧譯. -- 初版. -- 新北市：楓葉社文化事業有限公司, 2023.09　面；　公分

ISBN 978-986-370-583-3（平裝）

1. 腰　2. 脊椎病　3. 健康法

416.616　　112012238